现代神经内科学诊治精要

主 编 江剑辉 袁大伟 张法忠 高秀秀 丁 涛 冯 肖

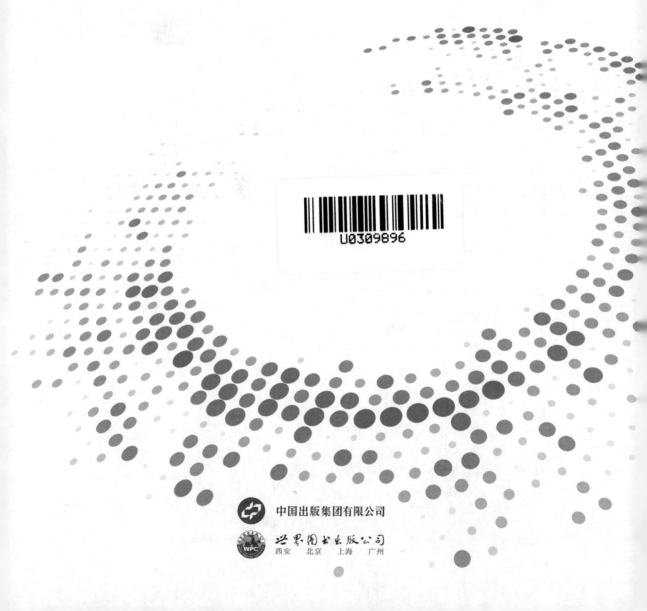

中国出版集团有限公司

世界图书出版公司
西安 北京 上海 广州

图书在版编目（CIP）数据

现代神经内科学诊治精要 / 江剑辉等主编. -- 西安：
世界图书出版西安有限公司, 2024.7. -- ISBN 978-7
-5232-1432-9

Ⅰ.R741

中国国家版本馆CIP数据核字第2024NN9051号

书　　名	现代神经内科学诊治精要	
	XIANDAI SHENJING NEIKEXUE ZHENZHI JINGYAO	
主　　编	江剑辉　袁大伟　张法忠　高秀秀　丁　涛　冯　肖	
责任编辑	张彦玲　吴彦莉	
装帧设计	品雅传媒	
出版发行	世界图书出版西安有限公司	
地　　址	西安市雁塔区曲江新区汇新路355号	
邮　　编	710061	
电　　话	029-87285817　029-87285793（市场营销部）	
	029-87234767（总编办）	
网　　址	http://www.wpcxa.com	
邮　　箱	xast@wpcxa.com	
经　　销	全国各地新华书店	
印　　刷	陕西天意印务有限责任公司	
开　　本	787 mm × 1092 mm　1/16	
印　　张	8.75	
字　　数	230千字	
版　　次	2024年7月第1版	
印　　次	2024年7月第1次印刷	
国际书号	ISBN 978-7-5232-1432-9	
定　　价	56.00元	

编 委 会

主　编　江剑辉　袁大伟　张法忠　高秀秀　丁　涛　冯　肖

副主编　杨晓倩　张　园　王逸飞　熊清源　杨金迪
　　　　　甄　宁　丁　佳　王　丽　闫佳兰　张观议

编　委　(按姓氏笔画排序)
　　　　丁　佳　中国人民解放军北部战区空军医院
　　　　丁　涛　中南大学湘雅医学院附属常德医院
　　　　　　　　（常德市第一人民医院）
　　　　王　丹　中国人民解放军北部战区总医院
　　　　王　丽　中国人民解放军联勤保障部队第九八〇医院
　　　　王逸飞　通辽市人民医院
　　　　冯　肖　锦州市中心医院
　　　　伍　昆　湖南医药学院总医院
　　　　闫佳兰　中国人民解放军联勤保障部队第九八〇医院
　　　　江剑辉　江西省丰城市人民医院
　　　　李　华　胜利油田中心医院
　　　　李满红　永州市中心医院
　　　　杨金迪　中国人民解放军北部战区总医院
　　　　杨晓倩　聊城市人民医院
　　　　张　园　中国人民解放军陆军特色医学中心
　　　　张力元　中国人民解放军联勤保障部队第九八〇医院
　　　　张正霞　陆军军医大学第一附属医院江北院区
　　　　　　　　（陆军第九五八医院）
　　　　张观议　中国人民解放军联勤保障部队第九八〇医院

张法忠　青州市人民医院

张晓君　滕州市中心人民医院

欧阳晓春　中国人民解放军联勤保障部队第九〇八医院

明峰宇　湖南医药学院总医院

周　春　中国人民解放军联勤保障部队第九〇三医院

袁大伟　临沂市妇幼保健院

高秀秀　曹县县立医院

高洪华　临沂市人民医院

郭　丹　中国人民解放军北部战区总医院

唐　攀　常德市第一人民医院

唐亚奇　永州市中心医院

黄通瑞　中国人民解放军联勤保障部队第九八〇医院

戚　菲　联勤保障部队大连康复疗养中心

蒋东波　永州市中心医院

蒙　山　怀化市第二人民医院（怀化市肿瘤医院）

甄　宁　中国人民解放军联勤保障部队第九八〇医院

熊清源　永州市中心医院

前　言

　　近年来，随着神经科学的飞速发展，新的发现接踵而至，新的成就层出不穷，使得许多神经系统疾病在诊疗上的一些难点和盲点逐步被攻克，各种神经系统疾病的检查、诊断和治疗也更加科学、有效和规范化。

　　本书首先讲述了神经系统疾病的基础检查与诊断内容，然后介绍了神经系统常见病的诊疗，如脑血管疾病、周围神经疾病、运动增多病变、神经认知障碍、神经肌肉接头疾病等，内容详实，实用性强。本书可为临床医师在临床工作中提供借鉴，解其疑、避其险、排其难，启迪思路，拓展视野，以达到提升临床技能的效果。

　　本书编委均是高学历、高年资、精干的专业医务工作者，对各位同道的辛勤笔耕和认真校对深表感谢！由于时间和篇幅有限，难免有纰漏之处，恳请广大读者予以批评、指正，以便再版时修正。

主　编

2024 年 4 月

目　　录

第一章

神经病学的临床诊断

第一节　病史采集

　　细致、全面和系统地采集病史是医生接诊患者时要做的第一件事情，是诊断和治疗疾病必要的前提条件。神经科医生在临床日常工作中，特别是接诊新患者时，首先要详细了解患者的病史，注意病程中出现的各种症状的顺序，以及不同症状间的相互关系。

　　为了确保病史采集的客观性、真实性和准确性，临床医生应遵循实事求是的原则，不可主观臆断，妄自揣度；要耐心和蔼地接待患者，提问时要注重启发，避免暗示，让患者能够充分表述自己患病的真实情况；提醒患者不要用他可能已经听到的诊断来描述他的症状，否则患者会倾向于强调那些支持诊断的表面上看似合理的病史，而且现今互联网等技术的发展使得各种来源的大量医疗信息涌向患者，这种现象更加剧了这一问题。临床医生对患者描述的症状应善于明智地追问，分析其表述的真正含义。例如，头晕可能被患者用来描述真性眩晕、短暂的忽悠感或不稳定感；麻木可能指感觉完全丧失、麻痹或有刺痛感等。

　　值得推荐的是，在床边作即时地记录能使医生把握疾病的要点，保证最大程度的可靠性与准确性，但不论获得的病史多么可靠，都必须通过有一定知识和了解患者发病情况的人来确认患者的叙述。如果患者由于意识障碍、精神症状及智能缺陷等不能自行叙述病史，则需通过亲属了解情况，提供尽可能客观详尽的病史。此外，不应忽视阴性症状，它可能对确定诊断或排除某些疾病亦有重要意义。

　　神经科医生采集病史时切勿片面地局限于神经系统症状，忽略其他系统的表现。问诊时要善于对各种症状的内在联系进行综合分析，分清主次，去伪存真，进行归纳整理。总之，病史的采集应提供患者病情的全面资料，包括起病时的状况、首发症状、进展经过，以及患者目前的主要临床症状等。

一、主诉

　　主诉是患者前来就诊的主要原因，也是患者对疾病的主要表述，主要包括主要症状、持续时间及病程经过等的概括描述。

二、现病史

　　现病史是病史中最重要的部分，可能为疾病的临床分析和诊断提供重要的信息。包括：

①起病情况，如发病时间、起病急缓、发病前致病因素和诱因等，如起病急缓是定性诊断或病理诊断的重要线索，急骤起病经常因急性血管事件、炎症、中毒及创伤等所致，缓慢起病可因肿瘤、慢性炎症、变性疾病、遗传代谢性疾病和发育异常性疾病等所致。②疾病进展与演变过程，如症状自出现到加重、恶化、复发、缓解或消失的经过，症状加重与缓解的原因，各种症状出现的时间顺序、方式、性质及伴发的症状，既往诊治经过及疗效等。疾病进展与演变情况可能有助于定性诊断，同时又能指导正确治疗及判断预后。③疾病首发症状经常可以指示病变的主要部位，各种症状与体征体现的功能缺损又可能提示病变相应的解剖学结构，为定位诊断或解剖学诊断提供重要的线索。可见，现病史是纵观疾病全貌，进行正确诊断、治疗及判定预后最重要的基础。

神经系统疾病常见的症状主要包括以下七种，应根据患者的具体情况有侧重点地加以询问。

1. 头痛 通常指额部、颞部、顶部和枕部疼痛或全头痛，应注意询问头痛的特点：①部位，是全头痛，还是局部头痛及具体部位。②性质，为胀痛、搏动性疼痛、钻痛、割裂痛、隐痛或紧箍痛等。③规律，为持续性或发作性，持续的时间及发作的频率，是否有头痛发作的相关病因及诱因，头痛发作或缓解与体位、头位、情绪、睡眠、疲劳和气候的关系，以及脑脊液压力是否暂时增高，如咳嗽、喷嚏、屏气、用力及排便等是否有影响。④先兆及伴发症状，头痛有无先兆，是否伴有头晕、恶心、呕吐、面色苍白或潮红、视物模糊、闪光、畏光、复视、耳鸣、失语、偏瘫、嗜睡、晕厥及昏迷等症状。

2. 疼痛 与头痛类似，需询问疼痛的部位、性质、规律及伴发症状等，尤应注意其为局部性疼痛、放射性疼痛（根性疼痛）或扩散性疼痛（牵涉痛），即疼痛与神经系统解剖定位关系，可能为病因诊断提供证据。

3. 抽搐 抽搐或癫痫发作通常需要回顾性地确立诊断。通常根据患者的发作史，特别是可靠目击者提供的发作过程和表现的详细描述，如发作间期脑电图出现痫性放电，则通常可确诊。必要时通过视频脑电波监测的发作表现和实时同步描记的脑电图证实。需要询问：①患者发作前是否有躯体麻木、感觉异常、视物模糊、闪光幻觉、耳鸣和幻嗅等先兆症状，发作后对发作过程能否回忆等。②目击者需确认患者有无失神、凝视、无意识言语或动作等，发作过程为全身性或局灶性，是强直性、阵挛性或不规则性，是否伴意识丧失、口吐白沫、舌咬伤及尿便失禁等。③发作后症状，如发作后患者进入昏睡或持续一段时间的意识模糊、失定向等（发作后状态），在清醒后是否伴有头痛、周身酸痛、疲乏、精神异常及肢体瘫痪等，如发作后出现一过性瘫痪（Todd 瘫痪）可能提示局灶性脑损害。④患者最早发病的年龄，是否有高热惊厥、脑创伤、脑炎、脑膜炎和寄生虫病等病史，以及发作的频率，是否有诱因如睡眠剥夺、情绪、疲劳、月经及闪光刺激等，既往药物治疗史及疗效等。

4. 瘫痪 需要了解瘫痪发生的急缓；瘫痪的类型，如偏瘫、单瘫、截瘫、四肢瘫或某些肌群的瘫痪等；瘫痪性质为痉挛性或弛缓性，是否进展以及进展的过程和速度；伴发症状，如发热、疼痛、感觉障碍、肌萎缩、失语、抽搐或不自主运动等。

5. 感觉异常 应注意询问感觉异常的性质，如麻木、痒感、冷感或热感、沉重感、针刺感、蚁走感、肿胀感、电击感及束带感等，感觉异常的范围经常具有定位意义。

6. 视力障碍 包括视物模糊、视力下降、一过性黑矇和失明等。视物模糊可能由于视野缺损、复视或眼球震颤所致，需注意鉴别。复视应询问出现的方向、实像与虚像的位置关系和距离，是否有过单眼复视等。

7. 其他症状　①言语障碍：包括构音障碍，以及失语症，如口语、听理解、复述、命名、阅读和书写能力的降低或丧失。②睡眠障碍：包括失眠、睡眠行为异常、梦呓、梦游及睡眠增多等。③脑神经障碍：如眼裂闭合不严、口角歪斜、耳鸣、耳聋、眩晕、眼球震颤、饮水呛咳、吞咽困难和构音障碍等。④精神障碍：如抑郁、焦虑、紧张、惊恐和偏执等。

三、既往史

既往史包括患者过去的健康状况和曾经患过的疾病，特别是高血压病、糖尿病、高脂血症等，以及创伤史、手术史、预防接种史及过敏史等，也包括睡眠、情绪及情感体验等。特别是与目前所患疾病有关的病史，对探究当前疾病的病因及鉴别诊断有意义。在神经系统疾病方面还应着重了解以下问题。

1. 头部或脊柱创伤或手术史　创伤时情况，是否伴有昏迷、抽搐或瘫痪，是否合并骨折，有无后遗症等。

2. 神经系统感染性疾病史　如各种原因脑炎、脑膜炎、脑脓肿及寄生虫病，以及流行性疾病、传染病等。

3. 心血管疾病史　如各种类型心脏病、心律不齐、心肌梗死、高血压病、动脉粥样硬化、大动脉炎及周围血管栓塞等病史。

4. 食物或药物过敏史及中毒史　金属或化学毒物，如汞、锰、砷、苯、有机磷等接触及中毒史，放射性物质、工业粉尘接触史及中毒史。

四、个人史

个人史应重点询问患者的发育史、社会经历和职业、习惯与嗜好、婚姻史及冶游史等，对女性患者需要询问月经史和生育史。在神经系统疾病诊断中，生长及发育史对某些先天性发育异常疾病和遗传代谢疾病患者或患儿尤为重要，须了解患者母亲妊娠时的健康状况、妊娠年龄以及严重感染、营养缺乏、阴道出血、抽搐和子痫等病史；患者出生情况如是否足月、顺产或难产、是否施行麻醉或产钳，出生时是否出现苍白、青紫、窒息、惊厥或病理性黄疸，以及新生儿评分，患者发育情况等。

此外，应了解患者的生活习惯与嗜好，如饮食习惯、睡眠习惯和质量，右或左利手，烟酒嗜好的时间长短和摄入量，是否有异嗜癖和使用毒麻药等。

五、家族史

神经系统遗传性疾病临床并非少见且种类较多，如进行性肌营养不良症、遗传性共济失调、橄榄体脑桥小脑萎缩等。注意询问患者家族成员中是否有罹患同样疾病者，以及家族中患病者分布情况。同时应注意患者家族中有无与患者疾病有关的癫痫、肿瘤、周期性瘫痪和偏头痛等病史者。

（江剑辉　高洪华　蒙　山）

第二节　神经系统疾病的临床诊断方法

神经病学临床诊断应达到四个主要的预期目的：①确定疾病的部位和病因，在此基础上临床医生为患者制订适宜的有效的治疗方案。②判定和预测疾病的预后或转归。③如果罹患遗传性疾病，应向患者的双亲提供遗传咨询，并防止病婴出生。④医学致力于疾病治疗和预防，在疾病诊断及防治的临床实践中研究疾病现象，不断地更新我们的临床知识，并在临床实践中应用和检验。神经科医生不应满足于目前已能够治疗某些疾病，应始终认真地诊治每一例患者，不断地探索疾病的治疗和预防方法，特别是难治性疾病的治疗方法，不断提高诊治水平。

一、临床诊断的方法与步骤

临床诊断的方法是临床医生在诊治疾病时通常采取的思维模式，也是医生在临床诊断过程中必须遵循的必要的条理化步骤。

（1）通过采集病史及神经系统检查分别获得患者的症状和体征等临床资料。

（2）临床医生运用解剖学及生理学知识解释当前疾病相关的症状和体征，识别患者的神经功能障碍及其受累的解剖学结构。

（3）在明确了患者的临床症状、体征及其相互联系后，为临床医生进行神经系统疾病的定位诊断提供了条件，这一步骤被称为解剖学诊断或定位诊断。有时根据临床确定的一系列特征性症状和体征可能组成某种特定的临床综合征。这一步骤称为综合征诊断，经常与定位诊断同时进行，可能有助于疾病的定位和定性诊断。例如，一位年轻的女性患者临床上出现眼球震颤和核间性眼肌麻痹，可以确定病变是在脑桥，并要首先高度怀疑多发性硬化。

（4）根据病变定位诊断的结果及其他临床资料，尤其疾病发作及进展方式，以及患者相关的既往史及家族史、实验室及其他辅助检查所见等，如能够从所获得的临床资料中寻觅出病因及发病机制时，即可推断出病因诊断。

（5）临床医生需对患者的致残程度进行评估，并确定其为一过性或永久性，这对于疾病的治疗及判定患者功能恢复的潜在可能性（预后）都很重要。这一步骤可称为功能诊断。

二、神经病学相关知识的重要性

神经解剖学、神经生理学、神经病理学、遗传学及免疫学等基础知识是神经病学临床诊断与治疗的基础。神经科临床医生不仅要具有临床技能，掌握获取可靠的临床资料的方法，还要具有丰厚的基础理论知识，善于运用正确的临床思维，才能得心应手地解释和分析获得的临床资料及辅助检查结果，得出正确的结论。

最基本的神经解剖学知识包括大脑皮质区及其联系如皮质脊髓束，运动单元（前角细胞、周围神经及肌肉），基底核和小脑运动联系，感觉通路及视觉、听觉通路等，以及脑神经、下丘脑及垂体、脑干及脑干网状结构、边缘系统、自主神经系统和脑脊液通路等解剖结构。神经生理学基本知识包括神经冲动、神经肌肉传递及肌肉收缩过程、脊髓反射活动和中枢神经的传递，以及神经元的兴奋、抑制及释放过程，皮质激活和痫性发作的形成等。

从诊断和治疗的观点来看，神经科医生可以极大地受益于病理解剖学知识，使之能够准确地进行病变的定位诊断，并熟悉神经系统的病理改变，包括常见的梗死、出血、脱髓鞘、损伤、压迫、炎症、肿瘤、变性及发育异常等。熟悉和了解这些病变的大体和显微镜下所见，以及不同病变常见的临床症状和体征，与这些病变相关的各种临床疾病，这些疾病可能伴发的神经影像学异常及实验室检查异常，这可以提高临床医生解释患者临床表现的能力、确定诊断与实施治疗的能力，以及判断疾病预后的能力。

三、神经系统疾病临床诊断原则

在神经系统疾病进行临床诊断时，通常采取解剖学（定位）诊断优先的原则。因为如果不明确神经系统病变发生的部位而去寻找病因，就像内科医生还不知晓患者罹患肺病、胃肠病或肾脏病就要试图确定疾病的病因一样，是不可行的。此外，由于神经系统不同部位的病变经常与特定的神经疾病有密切的相关性，定位诊断一旦确定之后，也为其病因（定性）诊断提供了最重要的思路和可能。

在临床工作中应始终坚持病史和神经系统检查是最基本最重要的临床诊断依据的原则，因为许多神经系统疾病的诊断都是以症状和体征为基础的。在多数情况下，医生虽然能够解决定位诊断问题，但是病因诊断却常常扑朔迷离，令人难以琢磨。病史和神经系统检查获取的信息经常是病因诊断的线索和思路，也是明智地选择最适当最有价值的辅助检查方法的根据。

在通常情况下，只要能够正确应用临床诊断方法及程序均能追本溯源，获得正确的诊断。事实上，有些病例并不需要坚持通常的每一步骤，可不囿于规矩。例如，帕金森病极具特征性的临床表现就可能使医生一目了然，医生只要再检查患者具有齿轮样肌张力增高，脑CT 或 MRI 检查显示无特异性病变即可诊断。有些体征本身极富特异性，如副肿瘤性小脑变性出现的斜视眼阵挛，肝豆状核变性的角膜 K-F 环，神经梅毒或糖尿病性眼肌运动性神经病的阿-罗瞳孔等，这些体征可能对疾病的定位与定性诊断具有指示性意义。如果患者的症状、体征提示为周围神经损害，则须进一步追溯其可能的病因。

此外，也有一些疾病的综合征诊断及定位诊断本身就已经提示了病因（定性）诊断，例如，以眩晕发作起病的患者，表现为一侧面部痛觉缺失伴对侧半身痛温觉缺失，以及同侧 Horner 征、小脑性共济失调和饮水呛咳、吞咽不能等，所有的这些症状体征形成了完整的 Wallenberg 综合征，提示病变受累的部位是在延髓背外侧，再结合患者起病为急性经过，即可确定其病因可能是小脑后下动脉或椎动脉血栓形成。

在神经系统疾病临床诊断的过程中须运用科学的灵活的临床思维方法，注意到不同的疾病可能累及神经系统的同一部位，如痉挛性截瘫可见于脊髓压迫症、多发性硬化（multiple sclerosis，MS）、脊髓肿瘤或遗传性痉挛性截瘫等。相反地，同一疾病也可能表现为不同的症状、体征，如 MS 可以表现为大脑、小脑、脑干、脊髓及视神经受累的不同组合的症状体征，临床表现可能极为复杂多样，因此 MS 的诊断应把握其特征性临床表现，如病程的缓解与复发，以及较特异性症状和体征的组合，突发的视力障碍或脊髓损害，眼球震颤与核间性眼肌麻痹并存的体征，提示病灶位于脑干，应高度怀疑 MS 的可能。有经验的临床医生高度重视综合征的临床价值，综合征经常是临床医生便于疾病诊断而概括的一组症状和体征的组合。例如，福斯特-肯尼迪综合征在眼底检查时可见病变侧原发性视神经萎缩，对侧视盘水肿，通常因前颅窝肿瘤或额叶占位性病变所致；再如一个半综合征是一侧脑桥病变使该侧脑桥旁正中网状结构（paramedian pontine reticure formation，PPRF）受损，导致向病灶侧凝视麻痹，同侧眼球不能外展和对侧眼球不能内收，因病灶同时累及对侧交叉过来支配同侧动眼神经核的内侧纵束（medial longitudinal fasciculus，MLF），使同侧眼球也不能内收，仅对侧眼球可以外展，常见于脑干的肿瘤、腔隙性梗死、出血或多发性硬化等。识别这些综合征常可确定病变的定位，同时显著缩小了可能的病因范围，对临床诊断颇有意义。

在临床诊断过程中，不管要解决的临床问题多么复杂，通常都应遵循临床诊断的基本步骤，包括准确判定患者的症状和体征，正确地解释神经系统的功能紊乱，识别特征性临床综合征，进而作出定位诊断与定性诊断。许多临床经验表明，当诊断不确定或有争议时，后来经常发现在首诊时患者的症状未被正确解释。例如，患者主诉头晕被误认为是眩晕而不是头重脚轻，持续性部分性癫痫发作被误认为是锥体外系症状如舞蹈样手足徐动，使临床思路从一开始就出现了偏差。可见，临床检查获得准确无误的、真实可靠的症状体征是保证临床诊断正确性的必要前提和基础。对诊断较困难的病例有时进行反复的神经系统检查是完全必要的，而且在重复检查中很可能获得意外的重要发现。因此，细致周密的、不厌其烦的工作作风是做一名优秀临床医生的基本素质。

四、临床诊断应注意的问题

在疾病的临床诊断过程中，即使严格地遵循临床诊断程序，并进行必要的实验室等辅助检查，仍有许多患者的疾病无法得到确诊。在此情况下要特别注意以下的问题。

（1）要将临床分析集中于主要症状、体征的仔细推敲上。例如，临床常见的良性发作性位置性眩晕（benign paroxysmal positional vertigo，BPPV）患者以剧烈的眩晕为主诉，临床常归咎于后循环缺血（posterior circulation ischemia，PCI）或颈椎病，实际上只要医生追问发作时间短暂，一般为数秒钟或十余秒钟，通常不超过 30 秒，常因变换头位或体位诱发，呈反复发作，具有自限性，Dix-Hallpike 试验可为阳性，通常易于作出诊断。这里的问题是出在对主要体征没有全面的认识，同时也提出对 BPPV 认识不足是导致误诊的另一主要原因，医生要不断地学习和更新知识，这正是其职业责任感的表现。

（2）如前所述，如果主要体征被错误解释时，临床思维从一开始便可能走入了歧途，诸如把震颤误认为是共济失调，或将患者主诉的疲劳误认为是肌无力等。要避免过早地下诊断，更要避免思路过分地被某一病史特点或某一神经系统体征所局限，先入为主地作出诊断，而不再考虑其他的可能。应该始终把最初的诊断视为一个待检验的假说，随时准备对其加以修正，当获得新的临床资料时应予以重新审视。例如一例年轻的女性突发视力丧失和双下肢痉挛性轻截瘫，颈髓 MRI 检查显示约 3 个脊椎节段的 T_2WI 高信号病灶，临床很可能诊断为视神经脊髓炎（neuromyelitis optica，NMO），但后来又注意到患者有口干、眼干症状，检测血清抗 SSA 或 SSB 自身抗体阳性，唇腺活检及唾液腺放射线核素检查阳性，诊断即应修改为 Sjogren 综合征。

（3）如果疾病处于转变期，则需要疾病的全部特征表现出来以后才能明确诊断。例如一例老年患者以反复的短暂性脑缺血发作（transient ischemic attack，TIA）起病，即使患者及时入院治疗，但仍可能进展为不同程度的脑梗死，对这类患者应予动态观察和复查脑部 MRI，及时作出正确的全面的诊断。

（4）医生的临床思维模式通常应首先关注和考虑常见疾病，在完全排除常见疾病之后再去考虑少见的疾病。此外，还要注意常见疾病的少见症状，在大多数情况下，医生更可能遇到常见疾病的少见症状，而不是少见疾病的典型症状。临床诊断应始终基于疾病的主要症状和体征，而不是根据临床现象的统计学分析，因为统计学资料并不可能衡量和评估个别的临床资料或个体的患者。

（5）对难以确诊的病例，可根据具体情况的需要尽可能进行病理组织学检查，以期为临床诊断提供确切的证据。临床上经常会遇到难以诊断的神经系统疾病，即使这常常是挑战我们的知识与经验，但也有经过多名专家会诊也难于诊断的病例，此时进行某些特殊检查，包括病理检查可能是必要的。

临床医学作为一门经验科学，在临床医生记忆里常会留下许多典型病例的印象，如果在医生头脑中能够把许多疾病的诊断标准与许多活生生的病例联系在一起，当遇到相似的患者时便会迅速产生联想，审视当前患者的临床表现与资料是否符合该病的诊断标准，再与相关疾病进行鉴别，这是医生长期的临床经验培育出的强烈直觉。例如，某种疾病可能出现哪些临床表现，不能出现哪些临床表现，反之，某些临床表现可见于哪些疾病，又不可能出现于哪些疾病，这些经验常可使医生不会立即接受表面上看似合理的解释，而是对问题进行深思熟虑的分析、审视与思考，说明丰富的临床经验确实可以使医生技高一筹，这正是医生水平的较高境界。然而，医生的能力又不完全是一种直觉，也并不完全取决于临床经验，而是植根于长期临床工作中对患者细心的观察，留意疾病过程中的许多细节，并认真思考或与同行及专家讨论和切磋，或把许多不能解决的疑点记录下来，并将其编成目录留待日后思考与解决，这正是做一名合格的临床医生的基本素质，是需要终生进行修炼的。

总之，在解决临床疑难问题时，临床医生要详细地占有临床资料，凭借正确、严谨的临床检查方法，并进行必要的辅助检查，运用缜密扎实的基础知识进行科学分析，善于运用临床经验，才能作出正确的诊断。

（袁大伟　黄通瑞　唐　攀）

第三节　一般体格检查

患者的一般体格检查包括一般状况、意识、精神状态，以及头部、颈部、躯干和四肢检查。

一、一般状况

患者的一般状况主要包括患者的年龄、性别，查体是否合作，发育状况，体型，营养情况（有无营养不良及营养过度），面容表情（有无痛苦表情、面具脸、贫血面容、急性病容、慢性病容、肝病面容、肾病面容、满月面容等），体位（自主体位、被动体位、强迫体位），皮肤及淋巴结等，以及生命体征（体温、呼吸、血压、脉搏）等。

二、意识状态检查

意识在医学中是指大脑的觉醒程度，或为中枢神经系统（central nervous system，CNS）对内、外环境刺激做出应答反应的能力，或为机体对自身及周围环境的感知和理解能力。正常人意识清醒，它是建立在大脑半球认知功能与网状结构觉醒机制之间完善的相互作用的基础上。意识内容包括定向力、感知力、注意力、记忆力、思维、情感和行为等，是人类的高级神经活动，可以通过语言、躯体运动和行为等表达出来。

（一）意识障碍及解剖学基础

意识障碍包括意识水平（觉醒或清醒）受损，如昏迷和急性意识模糊状态，以及意识水平正常而意识内容（认知功能）改变，如痴呆和遗忘等。本节主要讨论意识水平下降。

影响意识最重要的结构是脑桥中部以上的脑干上行性网状激活系统，它发放兴奋向上传导至丘脑非特异性核团，再由此弥散地投射至整个大脑皮质，对皮质诱发电位产生易化作用，使皮质不断地维持醒觉状态，该结构损害不可避免地导致意识障碍；其次是大脑皮质中枢整合机构，若弥漫性大脑皮质或脑干网状结构发生损害或功能抑制时就会引起意识水平下降或意识障碍。

（二）临床分类

意识水平异常以觉醒障碍为特点，可能是上行性网状激活系统或双侧大脑半球急性病变所致。

1. 根据意识障碍程度 临床上表现嗜睡、昏睡和昏迷。

（1）嗜睡：意识障碍早期表现，唤醒后定向力基本完整，能配合检查，常见于颅内压增高的患者。

（2）昏睡：处于较深睡眠，较重的疼痛或言语刺激方可唤醒，仅能模糊地作答，旋即熟睡。

（3）昏迷：意识水平的严重下降，是病理性睡眠样状态，患者对刺激无意识反应，不能被唤醒。患者的起病状态、症状体征可能提示昏迷的病因。例如，突然起病的昏迷常提示为血管源性，特别是脑干卒中或蛛网膜下腔出血；在数分钟至数小时内，由半球体征如偏瘫、偏身感觉障碍或失语等迅速进展为昏迷可能是颅内出血的特征；较缓慢的（数日至1周或更长时间）出现的昏迷可能见于脑脓肿、脑炎、脑肿瘤或慢性硬膜下血肿等；先有意识模糊状态或激越性谵妄、无局灶性体征的昏迷可能由于代谢紊乱或中毒所致。临床上可以分为浅昏迷、中昏迷和深昏迷。

2. 伴意识内容改变的不严重的意识下降 可导致急性意识模糊状态或谵妄。

（1）急性意识模糊状态：为轻度意识障碍。表现嗜睡、淡漠和意识范围缩小，常有定向力障碍、注意力不集中。错觉可为突出的表现，但不像谵妄那样丰富生动，幻觉少见。可伴心动过速、高血压、多汗、苍白或潮红等自主神经症状，以及震颤、扑翼样震颤或肌阵挛等运动异常。常见于缺血性卒中、肝肾功能障碍所致的代谢性脑病、系统性感染或发热伴精神创伤、高龄患者手术和癫痫发作等。

（2）谵妄状态：较意识模糊病情严重，定向力和自知力障碍，不能与外界正常交流。患者多伴易激惹、焦虑和恐怖等，可表现间歇性嗜睡，有时可彻夜不眠，注意力涣散，常有丰富的错觉与幻觉，形象生动逼真的错视可引起患者的恐惧、外逃或伤人行为。患者可有发热和周身发抖，酒精和药物依赖者的戒断性谵妄常伴抽搐发作。急性谵妄状态常见于高热、急性弥漫性脑损害或药物中毒，也见于脑炎或脑膜炎，偶见于右侧半球顶-枕区大面积脑梗死。慢性谵妄状态多见于慢性酒精中毒或巴比妥类药物依赖者突然戒断。由于患者常表现严重的激动不安、失定向力、幻觉及妄想等，可被误诊为精神分裂症，须注意鉴别。

3. **特殊类型意识障碍**　即醒状昏迷或睁眼昏迷，主要包括去皮质综合征和无动性缄默症。

（1）去皮质综合征：亦称为去皮质状态，患者能够无意识的睁眼闭眼，光反射、角膜反射存在，但对外界刺激无反应，无自发性言语及有目的动作，呈上肢屈曲、下肢伸直姿势（去皮质强直状态），可见病理征。由于患者的中脑及脑桥上行网状激活系统未受损，故可保持睡眠-觉醒周期，可以无意识地咀嚼和吞咽。常见于缺氧性脑病，以及脑血管疾病及脑创伤导致的大脑皮质广泛损害等。

（2）无动性缄默症：亦称运动不能性缄默症，患者处于缄默不语、四肢不动的特殊意识状态，貌似清醒，能注视周围的人，睡眠-醒觉周期可能保留或呈睡眠过渡状态；对外界刺激无意识反应，四肢不能活动，可无目的睁眼或有眼球运动，伴自主神经功能紊乱症状，如体温高、心跳或呼吸节律不规则、多汗、皮脂腺分泌旺盛、尿便潴留或失禁等，肌肉松弛，无锥体束征，可呈不典型的去脑强直状态，为脑干上部或丘脑的网状激活系统及前额叶-边缘系统损害所致。

（三）鉴别诊断

临床上须注意与昏迷鉴别的两种情况如下。

1. **闭锁综合征**　又称去传出状态，是由于双侧皮质脊髓束及皮质延髓束受损导致几乎全部的运动功能丧失，脑桥及以下的脑神经均瘫痪，表现四肢瘫，不能讲话和吞咽；可自主地睁眼或眼球垂直活动示意，看似昏迷，实为清醒，脑电图正常。多见于脑血管疾病引起的脑桥基底部病变。当检查疑诊昏迷的患者时，可让患者"睁开你的眼睛""向上看""向下看"和"看你的鼻尖"等，即可与此综合征作出鉴别。

2. **意志缺乏症**　患者处于清醒状态，能意识到自己的处境，但却不讲话，无自主活动。虽然感觉和运动通路仍然完整，患者仍保存对自身及环境的记忆，但对刺激没有反应、无欲望，呈严重的淡漠状态，多见于双侧额叶病变的患者。

三、精神状态检查

检查精神障碍患者时医生不得不降低对患者合作程度的依赖性，主要检查患者的一般行为、情感、情绪、思维、知觉、定向力、记忆力、计算力及判断力等。需要审视患者的主诉，如抑郁患者可主诉记忆力下降或无力，但事实上可能既无健忘症也无肌力下降，诈病者可能伪装瘫痪等。

四、头部和颈部检查

1. **头颅部检查**　①视诊：观察头颅大小，有无巨颅畸形、小头畸形、尖头畸形、舟状头畸形等，有无肿块、凹陷、瘢痕和手术切口等。②触诊：头部有无压痛、触痛、隆起、凹陷，婴儿需检查囟门是否饱满，颅缝有无分离等。③叩诊：如头部叩击痛、脑积水患儿的空瓮音（Macewen 征）等。④听诊：颅内血管瘤、血管畸形、大动脉部分阻塞等可闻及血管杂音，透光试验对儿童脑积水常有诊断价值。

2. **面部及五官检查**　首先观察有无面部畸形、面肌抽动、萎缩、色素脱失或沉着，脑-面血管瘤病患者面部的血管色素斑痣，结节硬化症者面部的皮脂腺瘤等。其次，观察有无上睑下垂、眼球内陷或外凸、角膜溃疡、角膜缘黄绿色或棕黄色环（肝豆状核变性）等，鼻部有无畸形、鼻旁窦区压痛，口部有无唇裂、疱疹等。

3. **颈部检查**　观察双侧颈部是否对称，有无疼痛、颈项强直、活动受限、姿态异常（痉挛性斜颈或强迫头位）、角弓反张等。强迫头位、颈部活动受限见于后颅窝肿瘤、颈椎病变；颈项粗短、后发际低、颈部活动受限见于颅底凹陷症和颈椎融合症患者。注意检查双侧颈动脉搏动是否对称及有无异常等，颈动脉狭窄在颈部可闻及血管杂音。

五、躯干和四肢检查

胸部、腹部及背部检查与内科查体相同，神经内科检查须注意脊柱、骨骼及四肢有无畸形、强直、叩痛和压痛等，有无肌萎缩、疼痛及握痛等。例如，进行性肌营养不良可见肌萎缩、腰椎前凸及翼状肩胛等，脊髓空洞症和脊髓型共济失调可见脊柱侧凸等。

六、无神经系统症状患者的检查

对无明显神经系统症状的内科及外科患者检查应遵循从简的原则，但任何检查都应认真完成，并在病历上准确记录。①脑神经检查：包括瞳孔大小及对光反射，眼球运动，视、听敏度（通过提问），面部、腭部及舌运动等。②上肢检查：观察裸露伸出的手臂，查看有无肌无力（旋前位坠落）、肌萎缩、震颤或反常活动，检查手握力及腕背屈力，肱二头肌、肱三头肌及桡反射，指鼻试验评估上肢共济运动等。③下肢检查：包括膝部、足及足尖屈伸运动及灵活性，膝腱反射、跖反射和病理反射等，跟膝胫试验评估下肢共济运动。④躯干检查：包括躯干部痛觉、温度觉和触觉，手指和足尖振动觉及位置觉等。以上检查是神经系统检查的最基本部分，仅需3~4分钟，但常规检查这些项目可能为发现某些神经系统疾病提供线索。例如，跟腱反射消失和振动觉减退可能提示糖尿病性周围神经病或酒精营养不良性神经病，患者此时可能并无明显的症状。另外，准确记录重要的阴性资料对某些疾病也很有益处。

（张法忠　周　春）

第四节　神经系统检查法

神经系统检查包括脑神经、运动系统、反射、感觉系统和自主神经系统等，分述如下。

一、脑神经检查

脑神经检查是神经系统检查的重要组成部分，对于神经系统疾病的定位或解剖学诊断具有重要的意义。

（一）嗅神经

1. **检查方法**　首先询问患者有无嗅幻觉等主观嗅觉障碍。然后让患者闭目，闭塞其一侧鼻孔，用松节油、杏仁等挥发性物质或香皂、牙膏和香烟等置于患者受检鼻孔，令其说出是何气味或做出比较。醋酸、乙醇和甲醛溶液等刺激性物质可刺激三叉神经末梢，不宜用于嗅觉检查。如鼻腔有炎症或阻塞不能作此检查。

2. **临床意义**　嗅觉障碍常表现嗅觉减退或缺失，偶可嗅觉过敏或嗅觉倒错。①一侧或两侧嗅觉丧失多由于鼻腔局部病变所致。②颞叶嗅中枢病变不引起嗅觉丧失，可引起幻嗅发作；前颅凹骨折、嗅沟脑膜瘤等压迫嗅球、嗅束可引起单侧嗅觉减退或缺失。③嗅觉过敏多见于癔症。

（二）视神经

主要检查视力、色觉、视野、光反射和眼底等。

1. **视力**　代表视力中心视敏度，分为远视力和近视力，分别用国际远视力表或近视力表检查，远视力检查距离为 5 m，近视力为 30 cm。①远视力：常用分数表示，分子为实际看到某视标的距离，分母为正常眼应能看到某视标的距离，如 5/10 指患者在 5 m 处仅能看清正常人在 10 m 处能看清的视标。②近视力：通常用小数表示为 0.1~1.5。如在 5 m 处不能辨认视力表上最大视标（0.1 行），可嘱患者逐渐走近视力表，直至可识别视标，如在 3 m 处看清 50 m（0.1 行）视标，视力应为 3/50（0.06）。若在视力表 1 m 处仍不能识别最大视标，可从 1 m 开始逐渐移近，辨认指数或眼前手动，记录距离表示视力；若不能辨认眼前手动，可在暗室中用电筒分别检查两眼的光感，光感消失为完全失明。

2. **色觉**　应用色盲检查图或令患者辨认不同颜色的物件，对颜色辨认障碍见于先天性色盲、视觉通路病变和失认症等。

3. **视野**　是眼球向前方正视时所能看到的空间范围，可反映周边视力。临床常用手动法（对向法）粗略测试，患者与检查者相距约 1 m 对面而坐，测试左眼时，受试者遮挡其右眼，左眼注视检查者右眼，检查者遮挡其左眼，用示指或试标在两人中间等距离处分别从上内、下内、上外和下外等方位自周围向中央移动，直至患者看到后告知，可与检查者的正常视野比较。

4. **眼底**　检查时患者背光而坐，眼球正视前方，检查右眼时，医生站在患者右侧，右手持检眼镜用右眼观察眼底；左眼恰相反。一般不要散瞳。正常眼底可见视盘呈圆形或椭圆形，边缘清楚，色淡红，生理凹陷清晰，动脉色红，静脉色暗，动静脉比例为 2:3。检查应记录视盘形状大小（有否先天性发育异常）、色泽（有否视神经萎缩）、边缘（有否视盘水肿），以及视网膜血管（有否动脉硬化、狭窄、充血、出血），视网膜（有否出血、渗出、色素沉着和剥离）等。

（三）动眼神经、滑车神经及展神经

动眼神经、滑车神经及展神经（Ⅲ、Ⅳ、Ⅵ）共同支配眼球运动，称为眼外肌运动神经，可同时检查。

1. **眼睑**　正常成人上睑缘应覆盖角膜上部 1~2 mm，注意观察睑裂是否对称及上睑下垂等。眼睑异常临床意义：①睑裂变小，常提示一侧上睑下垂或对侧面瘫。②上睑下垂，可分为真性和假性，真性上睑下垂缘于动眼神经麻痹、重症肌无力和肌营养不良症等，假性上睑下垂可因颈交感神经麻痹所致，用力时可完全上抬。③双侧睑裂增大，可见于甲状腺功能亢进或双侧突眼。

2. **眼球**　注意检查眼球位置及眼球运动，观察有无眼球震颤。

（1）眼球位置：观察是否有眼球前突或内陷、斜视、同向偏斜等。

1）突眼或眼球内陷：①单侧突眼，常提示眶内或颅内病变，亦见于甲状腺功能亢进。②双侧突眼，可缘于恶性突眼、良性颅内压增高、多发性眶内肿瘤等。③眼球内陷，多因眼球病变产生眼萎缩引起，偶见于 Horner 征的眼眶肌麻痹。

2）斜视或同向偏斜：正常休息时，双眼前后轴（视轴）保持平衡向前。临床上可见多种眼球位置偏斜，例如，①双眼向一侧痉挛性共同偏视，见于癫痫、前庭病变及额叶皮质侧视中枢或脑桥侧视中枢病变所致的核上性眼肌麻痹等。②跷跷板性斜视，为双眼球呈反向运动，病侧眼球偏向内下，病灶对侧眼球偏向外上，见于小脑及桥臂的病变、四叠体的病变和双侧内侧纵束病变。③双眼不自主发作性向上偏斜，称为动眼危象，为上丘刺激性病变所致，见于帕金森综合征。④1个或数个眼外肌瘫痪可致瘫痪性斜视。⑤先天异常等眼科疾病亦可导致斜视。

（2）眼球运动：由6条眼外肌作用完成，它们作用于眼球使之移向6个主要的凝视位置。患者坐位保持头部不动，与检查者相距约0.5 m，令患者两眼注视检查者手指，并随之向各个方向运动，并检查辐辏动作。眼球内转时瞳孔内缘应到达上、下泪点连线，眼球外转时角膜外缘应达到外眦部，眼球向上或向下转动时瞳孔下缘或上缘应超过内眦与外眦连线。观察有否眼球运动受限及方向、程度，有无复视等。

1）眼球活动障碍和复视：提示存在眼肌麻痹，包括周围性、核性、核间性和核上性，常伴复视，轻微眼肌麻痹有时可仅有复视，不能发现眼球活动受限。复视是双眼注视目的物时产生的映像不能同时投射到双侧黄斑区，不对称的视网膜刺激在枕叶皮质上引起两个影像冲动，导致患者在向麻痹肌收缩方向注视时出现复视，处于外围的影像是假象。

2）复视检查方法：手动检查是最简便的方法，虽较粗略，但常可发现问题。嘱患者注视（头面部不动，仅转动眼球）检查者置于各个方向的单个手指，询问何处可见双影。也可在患者一眼前放置一枚红色镜片，然后注视75 cm或1 m远处的燃烛（或一个10 cm长的日光灯），患者若看见一支红烛（红灯）和一支白烛（白灯）则证明存在复视，若见粉红色单影则证明患者无复视。

（3）眼球震颤：在检查眼球运动时注意是否存在眼球震颤，记录眼震的方向、幅度、节律、频率及持续时间等。

3. 瞳孔及瞳孔反射

（1）瞳孔：应注意观察瞳孔的大小、形状、位置及是否对称。正常人瞳孔直径为3~4 mm，呈圆形，边缘整齐，位置居中。瞳孔直径小于2 mm者称为瞳孔缩小，大于5 mm者称为瞳孔扩大。双侧瞳孔轻度不对称可见于15%~20%的正常人。常见的瞳孔异常有：①单侧瞳孔缩小，可见于动眼神经刺激性病变或颈交感神经通路破坏性病变。②双侧瞳孔缩小，可见于婴儿、老年、睡眠、吗啡或镇静药中毒、脑桥病变、先天性瞳孔扩大肌缺失等。③单侧瞳孔扩大，可由动眼神经麻痹或颈交感神经通路刺激性病变引起。④双侧瞳孔扩大，可见于近视眼、疼痛、恐惧、中脑病变、脑缺氧的深度昏迷、阿托品中毒及先天性异常等。⑤虹膜震颤可使瞳孔大小明显波动。

（2）瞳孔光反射：是光线刺激引起瞳孔收缩的反射，感光瞳孔缩小称为直接光反射，对侧未感光瞳孔也收缩称为间接光反射。检查时嘱患者注视远处，用电筒光从侧方分别照射瞳孔，观察是否呈活跃和对称收缩。若受检侧视神经损害，直接和间接光反射均迟钝或消失，若受检侧动眼神经损害，直接光反射消失而间接光反射仍存在。

（3）调节反射：两眼注视远处物体时再突然注视近物，出现两眼会聚、瞳孔缩小。

（4）除对光反射和调节反射，瞳孔反射亦包括眼睑反射、眼瞳反射、睫脊反射、三叉神经瞳孔反射、耳蜗瞳孔反射、前庭瞳孔反射、迷走瞳孔反射和精神反射等，但并不作为常规检查。

（5）特殊瞳孔：①阿-罗瞳孔，表现光反射消失，调节反射存在，典型病例还包括双侧瞳孔不对称、瞳孔缩小、睫脊反射消失及阿托品散瞳迟钝等，常见于神经梅毒、糖尿病、脑炎、脑创伤和多发性硬化等，目前认为是光反射通路在中脑顶盖前区受损所致，双侧睫状神经节病变亦是可能的病因。②埃迪瞳孔，表现瞳孔散大，常为一侧，光反射消失，但在暗室中用强光持续地刺激时可有缓慢的收缩，停止刺激后缓慢扩大，调节反射亦缓慢出现，缓慢恢复，称埃迪瞳孔。瞳孔大小常自发地波动，常伴全身腱反射消失，多见于成年女性。

（四）三叉神经

三叉神经（Ⅴ）是混合神经，主要由感觉神经纤维组成，支配面部的感觉，运动纤维支配咀嚼肌和鼓膜张肌，检查包括感觉、运动和反射三部分。

1. **面部感觉** 用圆头针、棉签及盛冷热水试管分别测试面部三叉神经分布区皮肤的痛、温和触觉，两侧及内外对比。注意区分周围性与核性感觉障碍，前者（眼支、上颌支、下颌支）病变区各种感觉缺失，后者呈葱皮样分离性感觉障碍。

2. **咀嚼肌运动** 首先观察有否颞肌、咬肌萎缩，再用双手压紧双侧颞肌、咬肌，让患者做咀嚼动作，感知肌张力和肌力，两侧是否对称等。再嘱患者张口，以上下门齿中缝为标准，判定下颌有无偏斜，如下颌偏斜提示该侧翼肌瘫痪，是健侧翼肌收缩使下颌推向病侧。

3. **反射**

（1）角膜反射：检查用细棉絮轻触角膜外缘，正常表现双眼瞬目动作；受试侧瞬目称为直接角膜反射，对侧瞬目为间接角膜反射；角膜反射通路为：角膜→三叉神经眼支→三叉神经感觉主核→双侧面神经核→面神经→眼轮匝肌；如受试侧三叉神经麻痹，双侧角膜反射消失，健侧受试双侧角膜反射存在；细棉絮轻触结合膜也可引起同样反应，称为结膜反射；在三叉神经核上型麻痹中，刺激角膜可以引起下颌向对侧偏斜，称为角膜下颌反射或瞬目下颌现象。

（2）下颌反射：患者略张口，轻叩击置于其下颌中央的检查者拇指，引起下颌上提，正常人不易引出，脑干上运动神经元病变时反射增强。

（五）面神经

面神经（Ⅶ）是混合神经，支配面部表情肌运动为主，尚有部分味觉纤维支配舌前 2/3 的味觉。

1. **面肌运动** 先观察额纹、眼裂、鼻唇沟和口角是否对称，然后让患者做蹙额、皱眉、瞬目、示齿、鼓腮和吹哨等动作，观察有无瘫痪及是否对称。疑有轻度面肌瘫痪时，可嘱患者用力闭眼和鼓腮并加以阻力。眼轮匝肌用力收缩时，检查者可见睫毛不能被眼睑完全包裹而有部分睫毛露出，或可触及眼睑肌收缩时的震颤，称为睫毛征。周围性面瘫导致眼裂上、下的面部表情肌均瘫痪，中枢性面瘫只造成眼裂以下的面肌瘫痪。

2. **味觉** 测试味觉时嘱患者伸舌或用海绵纱布把舌头拉出来，检查者以棉签蘸少许食糖、食盐、醋或奎宁溶液，轻涂于舌前一侧，不能讲话、缩舌和吞咽，用手指出事先写在纸上的甜、咸、酸、苦四个字之一。先试可疑侧，再试另侧，每试一种溶液需用温水漱口。面神经损害可使舌前 2/3 味觉丧失。

（六）前庭蜗神经

前庭蜗神经（Ⅷ）分为蜗神经和前庭神经两部分。

1. **蜗神经** 传导听觉，损害时出现耳鸣、耳聋。常用耳语、表声或音叉进行检查，声音由远及近，测量患者单耳（另一侧塞住）能够听到声音的距离，再与另侧耳比较，并与检查者比较。用电测听计检测可获得准确资料。

耳聋可分为外耳和中耳病变所致的传音性耳聋，以及内耳及蜗神经病变所致的感音性耳聋，由耳蜗病变引起的称为耳蜗性耳聋，蜗神经及其中枢传导通路病变引起的称神经性耳聋。传音性耳聋听力损害主要为低频音的气导，感音性耳聋为高频音气导与骨导均下降，可通过音叉检查鉴别。

（1）Rlnne 试验：比较骨导（BC）与气导（AC），将频率 128 Hz 振动的音叉置于受试者耳后乳突部，至骨导不能听到声音后将音叉置于该侧耳旁，直至气导听不到声音；再检查另一侧。

（2）Weber 试验：将振动的音叉置于患者额部正中，比较双侧骨导。

（3）Schwabach 试验：患者与正常人骨导比较，用振动的音叉置患者乳突部，反复与检查者正常骨导对比，传音性耳聋骨导延长，感音性耳聋骨导缩短。

2. **前庭神经** 联系广泛，功能牵涉躯体平衡、眼球动作、肌张力、体位、脊髓反射及自主神经系统等，受损出现眩晕、呕吐、眼球震颤和平衡障碍等。检查包括以下内容。

（1）自发性症状检查：观察患者有无眩晕和呕吐、眼球震颤、错定物位、平衡障碍、步态不稳等自发性症状体征。

（2）诱发实验：观察刺激前庭感受器诱发眼震情况，临床常用冷热水试验和转椅试验，通过变温和加速刺激引起两侧前庭神经核接受冲动不平衡诱发眼震。

1）冷热水试验：患者仰卧，头部抬起 30°，灌注热水时眼震快相向同侧，冷水快相向对侧，正常时眼震持续 1.5~2 秒，前庭受损时该反应减弱或消失。

2）转椅试验：让患者闭目坐在旋转椅上，头部前屈 80°，向一侧快速旋转后突然停止，让患者睁眼注视远处，正常出现快相与旋转方向相反的眼震，持续约 30 秒，如 <15 秒提示前庭功能障碍。

（七）舌咽神经、迷走神经

舌咽神经、迷走神经（Ⅸ、Ⅹ）在解剖与功能上关系密切，常同时受累，临床上常同时检查。

1. **运动** 检查发音有否声音嘶哑、带鼻音或完全失声；嘱患者张口，观察腭垂（悬雍垂）是否居中，双侧腭弓是否对称；嘱患者发"啊"音，观察双侧软腭抬举是否对称，腭垂是否偏斜；一侧麻痹时，病侧腭弓低垂，软腭上提差，悬雍垂偏向健侧；双侧麻痹时，腭垂虽居中，但双侧软腭抬举受限，甚至完全不能。

2. **感觉** 用棉签或压舌板轻触两侧软腭及咽后壁，观察有无感觉。

3. **味觉** 舌咽神经支配舌后 1/3 味觉，检查法同面神经。

4. **反射**

（1）咽反射：嘱患者张口，用压舌板分别轻触两侧咽后壁，正常出现咽肌收缩和舌后缩（作呕反应），舌咽、迷走神经损害时，患侧咽反射减弱或消失。

（2）软腭反射：嘱患者张口，用压舌板轻触软腭或腭垂，正常时引起软腭的提高和腭垂的后缩；咽反射和软腭反射的中枢位于延髓，传入神经为舌咽神经，传出神经为迷走神经，Ⅸ、Ⅹ神经损害可导致这两个反射迟钝或消失。

（3）眼心反射：检查者用中指与示指对双侧眼球逐渐施加压力20~30秒，正常人脉搏可减少10~12次/分；此反射由三叉神经眼支传入，迷走神经心神经支传出，迷走神经功能亢进者反射加强（脉搏减少12次/分以上），迷走神经麻痹者反射减退或消失。

（4）颈动脉窦反射：检查者用示指与中指压迫一侧颈总动脉分叉处引起心率减慢，反射由舌咽神经传入，由迷走神经传出；颈动脉窦过敏患者按压时可引起心动过缓、血压下降和晕厥，须谨慎行之。

（八）副神经

副神经（Ⅺ）支配胸锁乳突肌和斜方肌。

1. **检查方法** 检查胸锁乳突肌时可让患者对抗阻力向两侧转颈，并加以阻力，比较两侧肌力及肌肉收缩时的轮廓和坚实程度。斜方肌功能可使枕部向同侧倾斜，抬高和旋转肩胛并协助臂部上抬，双侧收缩时导致头部后仰；检查时可在耸肩或头部向一侧后仰时加以阻力，并请患者将臂部高举。

2. **临床意义** 副神经损害时向对侧转颈及病侧耸肩无力或不能，同侧胸锁乳突肌及斜方肌萎缩、垂肩和斜颈。

（九）舌下神经

1. **检查方法** 首先观察舌在口腔内位置及形态，然后嘱患者伸舌，观察有否伸舌偏斜、舌肌萎缩和肌束颤动。

2. **临床意义** 核下性病变伸舌偏向病侧，伴该侧舌肌萎缩，双侧舌下神经麻痹舌不能伸出口外；核上性损害伸舌偏向病灶对侧；核性损害可见肌束颤动。

二、运动系统检查

运动系统检查包括肌营养、肌张力、肌力、不自主运动、共济运动、姿势及步态等。

1. **肌肉形态和营养** 观察和比较双侧对称部位肌肉外形及体积，有无肌萎缩、假性肥大及其分布范围。下运动神经元损害和肌肉疾病可见肌萎缩，进行性肌营养不良可见肌肉假性肥大，表现外观腮大、触之坚硬，但肌力减弱，常见于进行性腿营养不良症的腓肠肌和三角肌。

2. **肌张力** 是肌肉松弛状态的紧张度和被动运动时遇到的阻力。

（1）检查方法：检查时嘱患者肌肉放松，触摸感受肌肉硬度或紧张程度，肌张力减低肌肉柔软弛缓，肌张力增高肌肉坚硬；或用叩诊锤轻敲受检肌肉听其声音，如声调低沉则肌张力低，声调高而脆则肌张力高；然后被动屈伸肢体感知阻力，肌张力降低时阻力减低或消失、关节活动范围较大，肌张力增高时阻力增加、关节活动范围缩小。也可用头部下坠试验、肢体下坠试验、膝部下坠试验、上肢伸举试验和下肢摆动试验等辅助方法，可发现轻微肌张力改变。

（2）临床意义：①肌张力减低，见于下运动神经元病变（多发性神经病、脊髓前角灰质炎），小脑病变和肌源性病变等。②肌张力增高，见于锥体系和锥体外系病变，前者表现痉挛性肌张力增高，上肢屈肌和下肢伸肌张力增高明显，被动运动开始时阻力大，终了时变小，称为折刀样肌张力增高；后者表现强直性肌张力增高，伸肌与屈肌张力均增高，向各方向被动运动时阻力均匀，称为铅管样肌张力增高（不伴震颤），如伴震颤为齿轮样肌张力增高。

3. **肌力** 是肢体随意运动时肌肉收缩力。

（1）检查方法：一般以关节为中心检查肌群的伸、屈、外展、内收、旋前和旋后等功能，肌群肌力的测定可分别以下关节选择下列运动。

1）肩关节：外展、内收。

2）肘关节：屈、伸。

3）腕关节：属、伸。

4）指关节：屈、伸。

5）髋关节：屈、伸、外展、内收。

6）膝关节：屈、伸。

7）踝关节：背屈、跖屈。

8）趾关节：背屈、跖屈。

9）颈关节：前屈、后伸。

10）躯干：仰卧位抬头和肩，检查者给予阻力，观察腹肌收缩力；俯卧位抬头和肩，检查脊旁肌收缩力。

这些检查适用于上运动神经元病变及周围神经损害引怒的瘫痪，但对单神经病变诸如尺神经、正中神经、桡神经、腓总神经损伤，以及局限性脊髓前角病变如脊髓前角灰质炎，需要对相应的单块肌肉分别进行检查。

（2）六级肌力记录法：检查时让患者依次做有关肌肉收缩运动，检查者施与阻力，或嘱患者用力维持某一姿势时，检查者用力改变其姿势，判断肌力。

（3）临床常用的轻瘫检查法：当轻瘫不能确定时可用以下方法检查。

1）上肢平伸试验：双上肢平举，手心向下，数分钟后可见轻瘫侧上肢逐渐下垂和旋前（掌心向外），亦称手旋前试验。

2）巴利分指试验：相对分开双手五指并伸直，两手相合，数秒钟后轻瘫侧手指逐渐并拢屈曲。

3）小指征：双上肢平举，手心向下，轻瘫侧小指常轻度外展。

4）数指试验：嘱患者手指全部屈曲，然后依次伸直，做计数动作；或反之，手指全部伸直，然后一一屈曲，轻瘫侧动作笨拙或不能。

5）手指肌力试验：令患者大拇指分别与其他各指连成环状，检查者以一个手指快速将其分开，以试手指肌力。

6）杰克逊征：仰卧位双腿伸直，轻瘫侧下肢常呈外旋位。

7）下肢轻瘫试验：也称敏卡锡尼试验，仰卧位，双膝、髋关节均屈曲成直角，轻瘫侧小腿逐渐下落。

8）Barre 下肢第一试验：即膝下垂试验，令患者俯卧，膝关节成直角，数秒钟后轻瘫侧下肢逐渐下落。

9）Barre 下肢第二试验：令患者俯卧，尽量屈曲膝部，并使足跟接近臀部，轻瘫侧踝部及足趾运动不全，使之踝、趾关节不能用力跖屈。

4. 不自主运动　检查时须注意观察患者有无不能随意控制的舞蹈样动作、手足徐动、肌束颤动、颤搐、肌阵挛以及静止性、动作性和姿势性震颤，及其部位、范围、程度和规律，与情绪、动作、寒冷、饮酒等关系等，并询问家族史。

5. 共济运动　首先观察患者日常活动的随意动作有无协调作用障碍，如吃饭、穿衣、系纽扣、取物、书写、讲话、站立及步态等，有无动作性震颤和语言顿挫等，然后检查以下共济运动试验。

（1）指鼻试验：嘱患者用示指尖触及前方距其 0.5 米检查者的示指，再触自己的鼻尖，用不同方向、速度、睁眼与闭眼反复进行，两侧比较。小脑半球病变可见指鼻不准，接近目标时动作迟缓或出现意向性震颤，常超过目标（过指），称为辨距不良。感觉性共济失调睁眼指鼻时无困难，闭眼时出现明显异常。

（2）误指试验：患者坐在检查者对面，上肢前伸，用示指从高处指向检查者伸出的示指，睁眼、闭眼对比，两侧对比。正常人闭眼后误差不超过 $2°\sim5°$，一侧小脑病变时同侧上肢常向病侧偏斜；前庭病变时两侧上肢均向病侧偏斜。

（3）跟-膝-胫试验：取仰卧位，上举一侧下肢，用足跟触及对侧膝盖，再沿胫骨前缘下移。小脑损害抬腿触膝时出现辨距不良和意向性震颤，下移时摇晃不稳；感觉性共济失调闭眼时足跟难寻到膝盖。

（4）快复轮替试验：嘱患者用前臂快速旋前和旋后，或一手用手掌、手背连续交替拍打对侧手掌，或用足趾反复快速叩击地面等。小脑性共济失调患者动作笨拙，节律慢而不协调，称快复轮替运动不能。

（5）反跳试验：嘱患者用力屈肘，检查者握其腕部使其伸直，然后突然松手。正常人由于对抗肌的拮抗作用，可立即制止前臂屈曲。小脑病变患者由于缺少这种拮抗作用，屈曲的前臂可反击到自己的身体。

（6）起坐试验：取仰卧位，双手交叉置于胸前，不用支撑试行坐起，正常人躯干屈曲并双腿下压，小脑病变患者双下肢向上抬离床面，起坐困难，称为联合屈曲征。

（7）闭目难立征（Romberg 征）：患者双足并拢站立，双手向前平伸、闭目，共济失调患者出现摇摆不稳或倾跌。①后索病变，出现感觉性共济失调，睁眼站立稳，闭眼时不稳，称为 Romberg 征（+）。②小脑病变，睁眼闭眼均不稳，闭眼更明显，蚓部病变向前后倾倒，小脑半球病变向病侧倾倒。③前庭迷路病变，患者闭眼后并不立即出现身体摇晃或倾倒，经过一段时间后才出现，且摇晃程度逐渐加强，表现身体向两侧倾倒。④周围性病变，两足并拢站立时出现身体摇晃不稳或向侧方倾倒，闭眼时可较明显。

6. 姿势与步态异常　首先观察患者卧位、坐位、站立和行走时有无姿势和步态异常，常见的步态异常包括以下内容。

（1）痉挛性偏瘫步态：病侧上肢内收、旋前，指、腕、肘关节屈曲，下肢伸直、外旋，行走时病侧上肢的协同摆动动作消失，病侧骨盆抬高，向外做划圈样步态前进，又称划圈样步态，多见于脑血管病后遗症。

（2）痉挛性截瘫步态：双下肢强直内收（内收肌张力增高），使行走时每一步都交叉到对侧，如剪刀样，称"剪刀步态"。见于双侧锥体束损害和先天性痉挛性双侧瘫痪等。

（3）慌张步态：帕金森病或帕金森综合征患者行走时步伐细小，双足擦地而行，躯干强硬前倾，碎步前冲，起步及止步困难，双上肢协同摆动动作消失。

（4）小脑性步态：小脑性共济失调患者行走时双腿分开较宽（阔基底），左右摇晃，向侧方倾斜，直线行走困难，状如醉汉，临床易与"醉酒步态"混淆。

（5）醉酒步态：步态蹒跚、摇晃、前后倾斜，似乎随时都会失去平衡跌倒，见于酒精中毒或巴比妥类药物中毒。

（6）感觉性共济失调步态：感觉性共济失调患者不能掌握平衡，高抬足，足跟着地，闭目尤甚，也称为踪步态，见于脊髓痨患者。

（7）跨阈步态：腓总神经麻痹导致足下垂，行走时患肢高抬，如跨越门槛样。

（8）肌病步态：进行性肌营养不良患者因盆带肌无力使脊柱前凸，行走时臀部左右摇摆，亦称摇摆步态或鸭步。

（9）癔症步态：表现奇形怪状步态，下肢肌力佳，但不能支撑体重，步态蹒跚，向各个方向摇摆，欲跌倒状，但罕有跌倒自伤者。见于癔症等心因性疾病。

其他尚有正常颅压脑积水性步态、额叶病变步态、"老年"步态、谨慎步态、精神发育迟滞性步态等。

三、反射检查

反射检查包括深反射、浅反射、阵挛和病理反射等。

（一）深反射

深反射是肌腱和关节的反射，临床常用的深反射包括如下。

1. 肱二头肌反射　反射中心 $C_5 \sim C_6$，经肌皮神经传导。肘部屈曲成直角，检查者左拇指（坐位）或左中指（卧位）置于患者肘部肱二头肌腱上，用右手持叩诊锤叩击左指甲，反射为肱二头肌收缩，引起屈肘。

2. 肱三头肌反射　反射中心 $C_6 \sim C_7$，经桡神经传导。患者上臂外展，肘部半屈，检查者托持其上臂，用叩诊锤直接叩击鹰嘴上方肱三头肌腱，反射为肱三头肌收缩，引起前臂伸展。

3. 桡反射　反射中心 $C_5 \sim C_6$，经桡神经传导；患者前臂半屈半旋前位，检查时叩击桡骨下端，反射为肱桡肌收缩，引起肘部屈曲、前臂旋前。

5. 跟腱反射　反射中心 $S_1 \sim S_2$，经胫神经传导。患者取仰卧位，屈膝约 90°，检查者用左手使足背屈成直角，叩击跟腱，反射为足跖屈；或俯卧位，屈膝 90°，检查者用左手按足跖，再叩击跟腱；或患者跪于床边，足悬于床外，叩击跟腱，反射作用为腓肠肌和比目鱼肌收缩而致足跖屈。

6. 阵挛　是腱反射高度亢进表现，临床常见：①髌阵挛，患者仰卧，下肢伸直，检查者用拇示两指捏住髌骨上缘，突然和持续向下方推动，髌骨发生连续节律性上下颤动。②踝阵挛，较常见，检查者用左手托患者腘窝，右手握足前部突然推向背屈，并用手维持压于足底，跟腱发生节律性收缩，导致足部交替性屈伸动作。

7. 霍夫曼征　反射中心 $C_7 \sim T_1$，经正中神经传导。以往该征与 Rossolimo 征被列入病理反射，实际上是牵张反射，可视为腱反射亢进表现，也见于腱反射活跃的正常人。患者手指微屈，检查者左手握患者腕部，右手示指和中指夹住患者中指，以拇指快速地向下拨动中指甲，阳性反应为拇指屈曲内收和其他各指屈曲。

8. **罗索利莫征**　反射中心 $C_7 \sim T_1$，经正中神经传导。患者手指微屈，检查者左手握患者腕部，用右手指快速向上弹拨中间三个手指尖，阳性反应同 Hoffmann 征。

9. **罗索利莫足部征**　反射中心为 $L_5 \sim S_1$，经胫神经传导。原理同手指征，用手指快速向上弹拨足趾跖面或用叩诊锤叩击足趾跖面，足趾向跖面屈曲为阳性。

10. **头面部深反射**　如眼轮匝肌反射、眉间反射、口轮匝肌反射和下颌反射等见中额叶释放征。

11. **临床较少用的深反射**

（1）肩胛反射：反射中心为 $C_4 \sim C_5$，经肩胛背神经传导。检查时叩击肩胛下角内缘，反射呈现肩胛内移，肱部内收。

（2）胸大肌反射：反射中心为 $C_5 \sim T_1$，经胸前神经传导。检查时叩击放在胸大肌腱上的手指，反射为胸大肌收缩。

（3）屈指反射：反射中心为 $C_6 \sim T_1$，经正中、尺神经传导。检查时叩击放在患者手指掌面上的手指，反射为手指屈曲，拇指远端指节屈曲。

（4）肋骨膜反射：反射中心为 $T_5 \sim T_9$，经肋间神经传导。检查时叩击肋下缘或剑突，反射为上腹肌收缩。

（5）深腹壁反射：反射中心为 $T_7 \sim T_{12}$，经肋间神经传导。检查时叩击放在腹壁上的手指，反射为腹肌收缩。

（6）耻骨反射：反射中心为 $T_6 \sim T_{12}$、$L_2 \sim L_4$，经肋间神经、髂腹下神经和闭孔神经等传导。检查时叩击耻骨联合，反射为下腹肌，股内收肌收缩。

（7）股二头肌反射：反射中心为 $L_5 \sim S_2$，经胫神经传导。检查时叩击膝后股二头肌腱，反射为股二头肌收缩。

（8）半腱和半膜肌反射：反射中心为 $L_5 \sim S_2$，经胫神经传导。检查时叩击肌腱，反射为半腱肌和半膜肌收缩。

临床检查深反射时须注意，应避免使患者紧张，肢体应处于放松状态，检查者叩击的力量应均等和适当。最重要的是，对双侧腱反射要加以对比，如两侧腱反射呈对称性活跃、亢进，或者减弱、消失，则需对患者的病情加以分析，在某些情况下可能并无临床意义。若双侧腱反射明显不对称，通常多具有明显的临床诊断价值。深反射强弱的描述可分为消失（−）、减弱（+）、正常（++）、亢进（+++）和阵挛（++++）等。

（二）浅反射

浅反射是刺激皮肤、黏膜、角膜等引起肌肉快速收缩反应。角膜反射、咽反射和软腭反射见脑神经检查。

1. **腹壁反射**　反射中心 $T_7 \sim T_{12}$，经肋间神经传导。患者仰卧，双下肢略屈曲使腹肌松弛，用钝针或竹签沿肋弓下缘（$T_7 \sim T_8$）、脐孔水平（$T_9 \sim T_{10}$）和腹股沟上（$T_{11} \sim T_{12}$）平行方向，由外向内轻划两侧腹壁皮肤，反应为该侧腹肌收缩，脐孔向刺激部分偏移，分别为上、中、下腹壁反射。肥胖者和经产妇可引不出。

2. **提睾反射**　反射中心 $L_1 \sim L_2$，经生殖股神经传导。用钝针自上向下轻划大腿上部内侧皮肤，反应为该侧提睾肌收缩使睾丸上提。年老体衰患者提睾反射可引不出。

3. **跖反射**　反射中心 $S_1 \sim S_2$，经胫神经传导。用竹签轻划足底外侧，自足跟向前至小趾根部足掌时转向内侧，反射为足趾跖屈。

4. **肛门反射** 反射中心 $S_4 \sim S_5$，经肛尾神经传导。用竹签轻划肛门周围皮肤，反射为肛门外括约肌收缩。

（三）病理反射

这里介绍躯干和四肢病理反射，头面部病理反射如口轮匝肌反射、吸吮反射、下颌反射等见本节中额叶释放征。

1. **巴宾斯基征** 是最经典的病理反射，虽然简单，但可确切提示锥体束受损，几乎没有哪个神经体征的分量可与之相比。检查方法同跖反射，踇趾背屈伴其他足趾扇形展开为阳性反应，也称跖反射伸性。Babinski 等位征包括：①Chaddock 征，由外踝下方向前划至足背外侧。②Oppenheim 征，用拇指和示指沿胫骨前缘自上向下用力下滑。③Schaeffer 征，用手挤压跟腱。④Gordon 征，用手挤压腓肠肌。⑤Conda 征，用力下压 4、5 趾，数分钟后突然放松。⑥Pussep 征，轻划足背外侧缘，阳性反应均为踇趾背屈。

2. **强握反射** 用手指触摸患者手掌时强直性握住检查者手指。此在新生儿为正常反射，可见于成人对侧额叶运动前区病变。

3. **钟摆样膝反射** 令患者取坐位，小腿与足部自然下垂，做膝腱反射，患者小腿呈现钟摆样动作，来回数下方停止。缘于肌张力降低，常见于小脑病变。

4. **脊髓自主反射** 脊髓横贯性病变时，针刺病变平面以下皮肤引起单侧或双侧髋、膝、踝部屈曲（三短反射）和 Babinski 征。若双侧屈曲并伴腹肌收缩、膀胱及直肠排空，以及病变以下竖毛、出汗、皮肤发红等，称为总体反射。

四、感觉系统检查

感觉系统检查主观性强，患者理解问题能力、教育程度、合作程度、年龄等都对结果判定有较大的影响，易产生误差，是神经系统查体中最困难的部分。检查时患者闭目，检查者应耐心细致，使患者充分配合。检查时注意左右、近远端对比的原则，自感觉缺失部位查向正常部位，自肢体远端查向近端，必要时可重复检查，避免暗示性提问，以获取准确的资料。无感觉症状的患者可仅查手足振动觉及位置觉，面部、躯干及肢端痛觉，观察两侧是否对称；有感觉症状或局限性肌萎缩、肢体无力、共济失调、关节营养性改变或无痛性溃疡的患者应全面系统检查。

感觉检查包括浅感觉、深感觉和复合感觉等。

1. **浅感觉检查包括** ①皮肤痛觉检查：用大头针轻刺皮肤，询问是否疼痛；检查应从痛觉减退区向正常部位移动，不要反复刺激一个部位，用力要均匀，针刺频率应每秒 1 次，以免因累积效应产生过度疼痛，如有痛觉减退或丧失应确定范围及障碍类型。②触觉检查：用棉签或软纸片轻触皮肤，询问有无感觉。③温度觉检查：用装冷水（0~10 ℃）和热水（40~50 ℃）的两个玻璃试管交替接触患者皮肤数秒钟，辨别冷、热感，如痛、触觉无改变，一般可不必再查温度觉，如有感觉障碍应记录部位和范围，应注意接触皮肤时间不能过短，不能压得过轻。④深部组织痛觉检查：用手捏挤肌腱或肌肉确定有无深部组织疼痛，或压迫各主要神经干走行区，询问有无压痛，皮肤痛觉减退时深组织痛觉可存在，相反亦然，深部痛觉障碍常见于脊髓痨。

2. **深感觉检查包括** ①运动觉检查：患者闭目，检查者用手指轻轻夹住患者手指或足趾两侧，上下移动5°左右，让患者辨别"向上""向下"移动，如感觉不明显可加大活动幅度或测试较大关节。②位置觉检查：患者闭目，检查者将其肢体摆成某一姿势，请患者描述该姿势或用对侧肢体模仿；检查下肢常用龙贝格征，闭眼时难以直立，睁眼时改善，患者最好光脚站在地上，精神紧张的患者可让其用示指交替指鼻或双手握紧以转移注意力。③振动觉检查：将振动的 C128 Hz 音叉柄置于骨隆起处，如手指、桡尺骨茎突、鹰嘴、锁骨、足趾、内外踝、胫骨、膝、髂前上棘和肋骨等处，询问有无振动感和持续时间，并两侧对比。④压觉检查：用手指或钝物如笔杆轻触和用力压患者的皮肤，让患者鉴别压迫之轻重。

3. **复合（皮质）觉检查** 大脑感觉皮质或丘脑皮质投射纤维受损出现的特殊辨别觉障碍，对痛、温、触和振动觉等影响很小。复合（皮质）觉检查包括：①皮肤定位觉和书写觉检查，嘱患者闭目，检查者用手指或棉签轻触患者皮肤后，让其指出受触的部位，正常误差手部<3.5 mm，躯干部<1 cm；检查皮肤书写觉让患者说出数字、字母或指出笔画方向，不同部位敏感度不同，一般指腹可辨别 1 cm 大小的数字，手掌则超过 4 cm，Wall 等认为定位觉是判断后索功能最简单和有用的方法。②两点辨别觉检查，令患者闭目，用分开一定距离的钝双脚规接触皮肤，如患者感觉为两点时再缩小间距，直至感觉为一点为止，两点须同时刺激，用力相等；正常值指尖为 2~4 mm，手背 2~3 cm，躯干 6~7 cm。③图形觉检查，令患者闭目，用钝针在皮肤上画出简单图形，如三角形、圆形或1、2、3 等数字，让患者辨出，应双侧对照。④实体觉检查，患者闭目，令其用单手触摸常用物品如钥匙、纽扣、钢笔、硬币等，说出物品形状和名称，两手比较。⑤重量觉检查，取重量相差 50%以上的两种物品，先后放在患者一侧手中，指出孰轻孰重。

经典躯体感觉理论认为，感觉皮质对躯体支配为对侧性，事实并非绝对如此，Oppenheim 报道一例双侧实体觉及触觉丧失病例，大脑半球仅有一处病损，以后许多学者证实这一观点，发现左侧半球病变可引起双侧复合觉障碍，右侧半球病变只产生左侧复合觉障碍。Caselli 发现，右侧半球大面积梗死患者除严重半身忽略，可有双侧触觉丧失。对实体觉缺失与触觉失认的关系，有人认为意义相同，有人认为是优势半球顶叶中央后回后部损害结果，是与失语、失认相同的功能障碍。Carmon 等认为，右侧半球可能是触觉辨别觉的优势半球。评价感觉功能时应考虑年龄因素，因感觉功能随年龄增长逐渐衰退，振动觉敏感度下降受年龄影响最大。

五、失语症、失用症及失认症检查

语言是人类在劳动及生活中形成并发展起来的，并通过各种方式或符号（口语、文字、手势或手语等）进行交流。在进行语言检查前，首先应注意受检患者的意识及精神状态、智力、注意力、定向力、视力及听力、发音器官等均正常，无肢体瘫痪，能够合作，是进行失语症、失用症和失认症检查的必要前提。

（一）失语症检查

语言的基本形式包括听、说、读、写，失语症检查包括口语表达、听理解、复述、命名、阅读和书写等。

1. **口语表达** 通过患者自发谈话或与之交谈，注意谈话语量、语调和发音，说话是否费力，有无语法词或结构，有无实质词或错语、找词困难、刻板语言，能否达义等，由这些特点区分流利型或非流利型口语。

2. **听理解** 要求患者执行口头指令，如简单的"张嘴"，以及含语法的复合句，如

"摸鼻子之前先摸耳朵"；听辨认要求患者从几种物品、图画或身体部分中指出检查者说的是哪个词，了解对语音、字词和句子的辨别理解力。如肢体瘫痪不能执行指令时可用是/否题检查，对检查者说的话表示"是"或"不是"；是否句应包括最熟悉句，如"你的名字是……吗?"以及含语法词的句，如"马比狗大，对吗?"

3. 复述 要求患者"跟我学""我说什么，你也说什么"。包括常用词（铅笔、苹果、大衣），不常用词（风光、峰回路转），抽象词（劳动、时间），短语（蘸蓝墨水的钢笔），短句（我喜欢你）和长复合句（美丽的春天终于来到了西藏高原）等，注意能否一字不错或不漏的准确复述，有无复述困难、错语复述、原词句缩短或延长、完全不能复述等。

4. 命名 让患者说出检查者所指的常用物品、图画、颜色或身体部分的名称，不能说出时可说明物品用途，提示名称开头字音如铅……（笔）或做出发音的口形。

5. 阅读 通过朗读书报文字，以及字辨认、听词辨认、词图匹配、朗读并执行写在纸上的指令等，判定患者对文字的朗读及理解能力。

6. 书写 要求患者书写姓名、地址、系列数字和简要叙事（一天中事件），以及听写、抄写等判定书写能力。

国外对失语症研究较早，对语言障碍机制研究已获得了较多成果，用于失语症检查的方法有多种，常用的有波士顿诊断性失语检查（noston diagnostic aphasia examination，BDAE）及西方失语成套测验（western aphasia battery，WAB）等。近年来，随着神经心理学和语言学逐渐被重视及研究的深入，国内一些学者依据我国语言文化的特点，参照 BDAE 及 WAB 等失语检查法加以改良，制定了汉语失语症检查法，目前常用的方法包括我国汉语失语症检查法、高素荣等编制的汉语失语检查法（aphasia battery in chinese，ABC），检查包括以上六方面。

（二）失用症检查

失用症通常很少被患者自己察觉，患者很少或完全没有这方面主诉，也常被医生忽视。检查可用口头和书面命令，如有失语或失认，可出示动作令患者模仿，按以下步骤检查：①运动性失用，观察患者的自发动作有无错误，如穿衣、洗脸、梳发、剃须和使用餐具等，患者如有肢体运动性失用，虽无瘫痪，但各肌群不能按适当的顺序协调运动，动作笨拙，不能做精细动作，不能完成快速有目的的运动如书写、系纽扣和弹琴等。②观念性失用，嘱患者做某些动作，如先做伸舌、闭眼、举手和解纽扣等简单动作，再做复杂动作如穿衣、打结、梳头、用锤子钉钉子、划火柴和燃点香烟等，患者能做简单动作，但做复杂动作时往往出现时间、顺序障碍，以致不能完成，但模仿动作多无障碍。③观念运动性失用，检查方法同上，患者不能按命令做简单动作，如伸舌、刷牙、招手和敬礼等，更不能完成复杂的随意运动，但有时可自发地做出这些动作，模仿动作亦有障碍。④结构性失用，令患者用积木搭房子或用火柴拼成简单的图案和图形，检查者可先示范，再让患者模仿，看有无结构性失用。

（三）失认症检查

失认症检查包括：①视觉失认，给患者看一些常用物品，令其辨认并用语言、书写和手势来表达辨认能力，辨认颜色或令其将同色归类，空间定位给患者看一些建筑物或风景画片令其描述，或让其画人形、钟面或小房子等。②听觉失认，辨认常见的声音，如铃声、抖动纸张声和敲击茶杯声等，有些音乐知识的人可让其辨认一段乐曲或歌曲。③触觉失认，令患者闭目触摸物体加以辨认。

六、脑膜刺激征检查

脑膜刺激征是脑膜受病变刺激产生的症状体征，如头痛、呕吐、颈项强直、Kernig 征和 Brudzinski 征等，见于脑膜病变（脑膜炎、脑膜脑炎）和其他颅内病变（蛛网膜下腔出血、脑水肿及颅内压增高）等，深昏迷时脑膜刺激征可消失。

脑膜刺激征检查方法如下。

1. **屈颈试验** 脑膜刺激征可表现为不同程度的颈项强直，被动屈颈受限。需排除颈椎和颈部疾病方可确认系由神经系统疾病而来。

2. **克尼格征** 患者仰卧，下肢于髋、膝关节处屈曲成直角，检查者于膝关节处试行伸直其小腿，如出现疼痛使伸直受限，大腿与小腿间夹角<135°，称为 Kernig 征阳性。颈项强直-Kernig 征分离见于后颅窝占位性病变和小脑扁桃体疝。

3. **布鲁津斯基征** 患者仰卧，屈颈时出现双侧髋、膝部屈曲（颈部征）；压迫双侧面颊部时出现双上肢外展、肘部屈曲；叩击耻骨联合时出现双侧下肢屈曲和内收（耻骨联合征）；一侧下肢膝关节屈曲，检查者使该侧下肢向腹部屈曲，对侧下肢亦发生屈曲（下肢征），皆为 Brudzinski 征阳性。

七、额叶释放征检查

额叶释放征实际上是一组原始反射，无定位意义，通常可提示患者有明显的脑病变，如弥漫性（代谢性、中毒性、缺氧性）脑病、正常压力性脑积水、创伤后和大脑变性疾病等。

额叶释放征包括以下反射：①眼轮匝肌反射，检查者用一手指向后下方牵拉患者眼外眦处皮肤，然后用叩诊锤轻叩检查者手指，正常时受试侧眼轮匝肌收缩闭眼，对侧眼轮匝肌亦轻度收缩。②眉间反射，用叩诊锤轻叩受试者两眉间，正常可见双侧眼轮匝肌收缩产生瞬目反应，有人将以上两个反射归为深反射。③口轮匝肌反射，用叩诊锤轻叩一侧上唇或鼻部三角区处皮肤，可见同侧口轮匝肌收缩；用叩诊锤轻叩上唇正中处可见整个口轮匝肌收缩而致噘嘴。④吸吮反射，轻触患者口唇引起口轮匝肌收缩，出现吸吮样动作，可见于正常婴儿，脑弥漫性病变也可出现。⑤退缩反射，患者头部微前倾，检查者用叩诊锤轻叩上唇中部，正常时无反应，双侧皮质延髓束或弥漫性大脑损害时，头部出现短促的退缩动作。⑥掌颏反射，刺激手掌大鱼际肌处皮肤引起同侧颏肌收缩，见于锥体束病变和弥漫性大脑病变，也可偶见于正常人。⑦角膜上颌反射，用棉签刺激一侧角膜引起同侧眼睑闭合和上唇上提动作。⑧角膜下颌反射，用棉签刺激一侧角膜引起双眼轮匝肌收缩闭眼（角膜反射）及翼外肌收缩使下颌偏向对侧。⑨下颌反射，患者口微张，检查者左手拇指置于下颌中央，右手持叩诊锤轻叩左拇指，可引起下颌上提，正常时无反应或轻微反应，双侧皮质延髓束损害时反射亢进，表现下颌急速上抬。⑩强握反射，检查者用手指触摸患者手掌可引起患者握持动作，可发生于新生儿和额叶病变患者。

亦有人将③~⑩项归为头面部病理反射。

八、自主神经系统检查

自主神经系统（ANS）检查包括以下项目。

1. **一般观察** ①皮肤黏膜：色泽（苍白、潮红、发绀、红斑、色素沉着、色素脱失等），质地（光滑、变硬、增厚、变薄、脱屑、干燥、潮湿等），温度（发热、发凉），以及水肿、溃疡和压疮等。②毛发和指甲：多毛、少毛、局部脱毛、指和趾甲变形松脆等。③出汗：全身或局部出汗过多、过少和无汗等。

2. **括约肌功能检查**

（1）膀胱功能测试：膀胱和尿道平滑肌受交感神经（腹下神经）和副交感神经支配，尿道外括约肌受躯体运动神经（阴部神经）支配。须注意有无排尿、排便障碍及性质和特点，如尿急、尿频、排尿困难、尿潴留及尿失禁等，检查下腹部膀胱区膨胀程度，测定膀胱内压力、内感性和容积可了解膀胱的功能。尿动力学测试或经尿道膀胱置管，用生理盐水或 CO_2 气体使膀胱充盈，记录充盈量、患者感觉和反应，画出膀胱内压变化图。正常情况下膀胱充盈感一般为 150～250 mL，最大充盈量男性为 350～750 mL，女性为 250～550 mL。尿动力学测试或膀胱测压试验对确定膀胱自主神经功能障碍的性质、类型和病损部位有帮助。

（2）胃肠功能测试：须注意有无胃下垂、腹胀及便秘等。检查将薄膜橡皮球连于三腔管上，经口送入胃或肠道，通过压力转换器，用多导记录仪描记胃或肠腔内压力，观察胃肠收缩频率和强度。还可通过三腔管注药物进行各种试验。正常情况下胃收缩波为 3 次／分，十二指肠收缩波为 12 次／分。迷走神经兴奋时胃肠收缩频率增加，收缩强度增强，波幅增高；交感神经兴奋时症状恰相反。

3. **自主神经反射检查**

（1）卧立位试验：可观察体位与呼吸改变时血压和心率反应。由卧位转换成直立位时，由于重力作用使血流动力学发生改变，心脏以下的静脉扩张充血，血容量增加约 500 mL，回心血量减少，自主神经系统发生代偿性反应，维持重要脏器的血液供应。检查时令患者取平卧位，计数 1 分钟的脉搏数，并测定血压，连续 2 次；然后转换为直立位（持续 5 分钟），再计数 1 分钟的脉搏数和测定血压，连续 2 次。最好采用多导记录仪，同时记录血压、脉搏的变化。正常人心率每分钟增加 8～20 次，血压下降少于 10 mmHg。

临床意义：如由卧位转换为直立位血压下降>15 mmHg，心率增加>25 次／分，提示有效血容量不足；血压下降>15 mmg，心率增加<10 次／分，提示压力感受器或交感神经功能减低；血压下降>15 mmg，心率反而下降提示副交感神经功能亢进。

（2）瓦尔萨尔瓦动作：用力呼气引起胸腔内压力改变，压力感受器将冲动经舌咽和迷走神经传入孤束核，更换神经元后再传入脑干及高级中枢，反射性引起心率和血压改变。检查时被检查者用力向水银测压计呼气，产生 40 mmHg 压力维持 20 分钟。动态监测整个过程的血压及心率改变。正常反应可分为四期。Ⅰ期血压短暂升高；Ⅱ期血压下降，反射性心动过速；Ⅲ期血压继续下降；Ⅳ期（5 分钟后），血压升高超过基础水平，心率减慢。

临床意义：正常人Ⅱ期心率至少增加 20～25 次／分，若低于 20 次／分或无改变提示交感神经功能减退；正常人Ⅳ期平均动脉压增加 10 mmHg，若小于此值提示交感神经功能减退；心率不减慢提示副交感神经功能减退。

（3）发汗试验（碘淀粉法）：出汗较高级中枢位于下丘脑，低级中枢位于胸₁至腰₃脊髓中央灰质，发出的节前纤维在交感神经节更换神经元，节后纤维（胆碱能纤维）支配汗腺。检查可通过人工发汗法观察出汗障碍分布范围，先将碘 1.5 g、蓖麻油 10.0 mL 与 96% 乙醇配制成的碘液涂满全身或病变有关的节段皮肤，待干后再涂淀粉，同时皮下注射毛果芸香碱 10 mg 使全身出汗，汗液与淀粉、碘发生反应，致使出汗处皮肤变蓝黑，可指示交感神经功能障碍范围；头、颈及上胸部交感神经支配来自$C_8 \sim T_1$脊髓侧角，节后纤维由颈上和颈中神经节发出；上肢交感神经来自$T_2 \sim T_7$，节后纤维由颈下神经节发出；躯干交感神经来自$T_5 \sim T_{12}$，下肢来自 $T_{10} \sim L_3$；但此节段性分布可以有较大的个体差异。常用发汗方法还有加热法，将人置于室温较高环境中使其出汗；或口服阿司匹林 1 g，同时饮热水引起全身出汗。

临床意义：正常状态下汗腺兴奋即出现出汗反应。①脊髓横断性损害：病变以上区域出汗，病变以下区域无汗。②$T_1 \sim L_3$脊髓中央灰质或前根病变节段支配区，服用阿司匹林或加热法均不出汗，但毛果芸香碱可使之出汗。③交感神经节或周围神经损害时，上述发汗方法均不能使支配区出汗。出汗过多或不耐热提示交感神经功能亢进，出汗减少提示交感中枢或传出神经通路损害。

（4）眼心反射及颈动脉窦反射：见脑神经检查。

（5）竖毛试验：皮肤局部受寒冷或搔划刺激，引起竖毛肌（由交感神经支配）收缩，局部出现竖毛反应，并逐渐向周围扩散，但扩散至脊髓横贯性损害平面处即停止。刺激后 7~10 秒时反射最明显，以后逐渐消失。

（6）皮肤划纹试验：当皮肤受到刺激时交感神经兴奋，引起血管收缩，皮肤颜色变白。副交感神经兴奋时血管扩张，皮肤颜色变红。检查可用钝头骨针在胸腹壁两侧皮肤上划一条线，经 8~20 秒潜伏期出现一条白线，约半分钟后变为红条纹为正常反应，变化的程度和持续时间有个体差异。如划线后的白线条持久出现，为交感神经兴奋性增高；如红线条明显增宽，甚至隆起，为副交感神经兴奋性增高或交感神经麻痹。皮肤检查可进行皮肤温度测定和皮肤电阻测定等。

（7）泪腺功能测试：泪腺分泌功能受副交感与交感神经调节，后者的作用较前者弱。Schirmer 试验是测试泪腺分泌功能的常用方法。检查可将 2 mm×25 mm 的薄条滤纸的一端置于结膜囊的下缘吸收泪液，另一端置于下睑缘上，观察 5 分钟，然后测量滤纸被浸湿的长度。正常情况下，滤纸浸湿长度约 15 mm。若 5 分钟滤纸被浸湿长度≤10 mm，提示泪腺功能低下。

（8）阴茎勃起功能测试：检查采用夜间阴茎膨胀试验（NPT），用硬度监测仪监测勃起次数、持续时间、膨胀程度及阴茎硬度。正常人每夜有 3~5 次生理性勃起，每次至少持续 25~35 分钟，常出现于快速眼动期（REM）。或直接用海绵体内肌电图针或阴茎表面电极记录海绵体平滑肌的肌电活动。心理性勃起障碍者 NPT 试验阳性，器质性勃起障碍此试验阴性。海绵体肌电活动减弱或消失表明自主神经功能障碍。

（9）加压输入及其他直接心血管试验：正常人加压输入，即输入去甲肾上腺素（NE）后可引起一定程度的血压升高，自主神经功能障碍患者输入 NE 后可引起明显的血压升高，甚至出现皮肤红斑，儿童的 NE 反应通常更强烈，特发性直立性低血压患者输入血管紧张素–Ⅱ后可引起血压升高。

通过肌内注射阿托品、麻黄素及新斯的明等药引起心率改变，可以评价支配心脏的自主神经功能。如正常情况下肌内注射阿托品 0.8 mg 可引起副交感神经传导阻滞，导致心率增快，如不出现这种反应提示心脏交感神经功能障碍。

4. **自主神经功能药理实验** 由于大多数自主神经系统药物的化学结构与神经递质有某些相似之处，可与受体结合，结合后能兴奋受体者称为受体激动剂，阻断受体与神经递质结合者称为受体阻滞剂。临床上常用的拟交感神经递质药物包括肾上腺素（兴奋 α-受体和 β-受体）、去甲肾上腺素（兴奋 α-受体作用强予兴奋 β-受体作用）、异丙肾上腺素（兴奋 β-受体），临床常用的 α-受体激活剂包括甲氧明、去氧肾上腺素、去甲肾上腺素等。α-受体阻滞药包括酚妥拉明、酚苄明和妥拉唑林等；β-受体阻滞药包括普萘洛尔，常见的乙酰胆碱受体激活药有卡巴胆碱、毛果芸香碱、新斯的明、毒扁豆碱、加兰他敏及有机磷毒剂等；阻滞药有阿托品、东莨菪碱、由莨菪碱、六烃季胺、美卡拉明、箭毒、毒碱和琥珀酰胆碱等。自主神经系统功能药理实验是通过观察作用于自主神经药物的反应，判断自主神经功能为亢进、降低或不稳定。临床常用的试验如下。

（1）肾上腺素试验：早晨空腹状态下安静卧床休息 30 分钟。在 10 分钟内测 3 次血压、脉搏和呼吸，取其平均值。然后给予 0.1% 盐酸肾上腺素（0.013 mL/kg），每 5～10 分钟观察 1 次，60 分钟后，每 30 分钟观察 1 次，直至恢复正常。

临床意义：脉搏增快>20 次/分，血压升高>20 mmHg，尿糖（+++～++++），出现四肢颤抖、皮肤苍白、出汗、兴奋、心悸和头痛等，以上症状全部出现者为强阳性（交感功能异常亢进），出现 3 项以上者为中等阳性（交感功能亢进），出现 2 项为弱阳性（边缘状态或正常）。如出现血压下降、脉搏缓慢等，提示副交感功能亢进；重复检查结果差异很大或完全不同提示自主神经功能不稳定。

（2）毛果芸香碱试验：1% 盐酸毛果芸香碱（0.013 mL/kg）皮下注射。注射后 30、60、90、120 分钟分别记录唾液分泌量、出汗、脉搏、流泪和流涕等。

临床意义：唾液分泌量 1 小时内>75 mL，出汗有汗珠，脉搏增加>20 次/分，面部潮红，流泪和流涕等，以上症状全部出现者为强阳性，出现 2 项者为阳性，出现 1 项为弱阳性，强阳性和阳性提示副交感功能亢进。

（3）阿托品试验：1% 硫酸阿托品（0.013 mL/kg）皮下注射，注射后 1～2 小时内，观察瞳孔、脉搏、呼吸变化、口干、头痛和心悸等症状。

临床意义：脉搏增加<20 次/分，口腔干燥、头痛、心悸及瞳孔扩大，以上症状全部出现者为强阳性，出现 2 项者为阳性，出现 1 项为弱阳性，强阳性和阳性提示副交感神经张力低下。

对以上 3 种药物试验均敏感者提示自主神经功能不稳定；对阿托品试验敏感，对其他两药试验不敏感提示自主神经功能低下；对阿托品试验不敏感，对其他两药试验敏感，提示自主神经功能亢进。

（高秀秀　张力元）

第五节　昏迷患者的检查

昏迷患者病情危重，首先应对症急救，同时进行详细的全身和神经系统检查，以及必要的辅助检查，尽快明确病因和确诊，开始有效治疗。

1. **病史采集很重要，需要重点了解**　①昏迷发病过程和缓急、伴发症状和体征。②昏迷为首发症状或在病程中出现，如后者需了解昏迷前有何疾病。③有无创伤及药物、毒物或农药中毒。④有否患有可引起昏迷的内科疾病。⑤对短暂昏迷需询问癫痫史，并注意与晕厥鉴别。

2. 一般检查

（1）体温：增高提示感染性或炎症性疾病；体温过高可能为中暑或中枢性高热（脑干或下丘脑病变）；体温过低提示休克、甲状腺功能减退、低血糖、冻伤或镇静安眠药（巴比妥类）过量等。

（2）脉搏：缓慢有力提示颅内压增高；过缓（40 次/分以下）可能为房室传导阻滞或心肌梗死；过速提示休克、心力衰竭、高热或甲亢危象；不齐提示心脏病；微弱无力可能为休克或内出血等。

（3）呼吸：深快规律性呼吸常见于糖尿病酸中毒；浅速规律性呼吸见于休克、心肺疾病或药物中毒。不同水平脑损害出现特殊呼吸节律失常：①潮式呼吸，提示大脑半球广泛损害，表现或大或小的过度呼吸，间以短暂的呼吸暂停。②中枢神经源性过度呼吸，提示中脑被盖部病变。③长吸式呼吸，吸2~3次呼1次或吸足气后呼吸暂停，提示脑桥上部病变。④丛集式呼吸，频率、幅度不一的周期性呼吸，提示脑桥下部病变。⑤失调式呼吸，呼吸频率和时间均不规律，提示延髓特别是其下部损害。

（4）血压：过高提示脑出血、高血压脑病或颅内压增高等；过低可能为脱水、休克、心肌梗死、镇静安眠药中毒等。

（5）气味：酒味提示急性酒精中毒；肝臭味提示肝昏迷；苹果味提示糖尿病酸中毒；大蒜味提示敌敌畏中毒；氨味可能为尿毒症。

（6）皮肤黏膜：黄染可能是肝昏迷或药物中毒；发绀多为心肺疾病等引起缺氧；多汗提示有机磷中毒、甲亢危象或低血糖；苍白见于休克、贫血或低血糖；潮红为高热、阿托品类或 CO 中毒等；大片皮下瘀斑可能为胸腔挤压综合征。

（7）头颅创伤体征：①眶周瘀斑，或称浣熊眼。②Battle 征，耳后乳突骨表面肿胀变色。③鼓膜血肿，鼓膜后积血。④脑脊液鼻漏或耳漏，脑脊液自鼻或耳漏出，可提示颅底骨折。触诊可以证实凹陷性颅骨骨折或软组织肿胀。

（8）躯干及四肢：桶状胸、叩诊反响、口唇和指甲发绀、肺部听诊啰音等提示严重肺气肿和肺部感染，可能合并肺性脑病，心律失常见于心房颤动、心房扑动、阿-斯综合征等。肝脾大合并腹水者常见于肝性脑病，腹部膨隆且有压痛可能为内出血或麻痹性肠梗阻。四肢肌束震颤见于有机磷中毒，双手扑翼样震颤多见于代谢性或中毒性疾病，杵状指提示慢性心肺疾病，指甲内横行白线提示重度贫血或重金属中毒，双下肢可凹性水肿可能为心、肝、肾病。

3. 神经系统检查

（1）瞳孔：正常瞳孔直径为 3~4 mm，双侧等大，对光反射灵敏对称，但儿童正常瞳孔略大，老年人略小。异常瞳孔常见有以下几种。

1）丘脑性瞳孔：常见于占位性病变使丘脑受压，早期光反射较弱，可能因下行交感神经通路受阻。

2）固定的散大瞳孔：常见于动眼神经自中脑至眶部走行径路的任何部位病变或抗胆碱药、拟交感神经药物中毒，瞳孔直径>7 mm 且固定（对光反射消失）；昏迷患者固定散大的瞳孔最常见原因为幕上占位性病变引起颞叶内侧小脑幕切迹疝。

3）固定的中等大小瞳孔：为中脑水平脑干损伤所致，瞳孔固定，直径约 5 mm。

4）瞳孔缩小：瞳孔缩小、对光反射存在常提示下丘脑或脑桥病变；脑桥被盖损害瞳孔缩小，只对强光有反应；Horner 征或颈内动脉血栓形成可见病侧瞳孔缩小；巴比妥类中毒虽呈深昏迷仍可见较弱对光反应。

5）针尖样瞳孔：直径为 1~1.5 mm，光反射消失，用放大镜仔细观察可能发现轻微反应。通常提示脑桥水平局灶性损伤如脑桥出血或阿片类中毒，也可见于有机磷中毒、应用缩瞳药和神经梅毒等。

6）不对称瞳孔：可见双侧瞳孔不等大，直径相差约 1 mm，见于 20% 的正常人群，双侧对光反应程度相似，无限外肌运动异常，但一侧瞳孔光反射迟钝可提示中脑或动眼神经病变。

（2）眼底：视盘水肿可见于颅内占位性病变或颅内压增高体征，眼底片状出血见于蛛网膜下腔出血和大量脑出血等。

（3）眼球位置：可推测脑神经受损，如一侧眼球内收或外展障碍，指示该侧动眼神经或展神经瘫痪；双侧眼球分离说明双侧动眼神经受损，眼球内聚提示双侧展神经受损等。

（4）疼痛反应：用力按压眶上缘、胸骨或指甲床检查昏迷患者对疼痛的运动反应，可能有助于定位脑功能障碍水平或判定昏迷的程度。

1）单侧或不对称性姿势反应：提示对侧大脑半球或脑干病变，健侧上肢可见防御反应，病侧则无，观察面部疼痛表情判断有无面瘫。

2）对疼痛刺激的去皮质强直反应：如屈肘、肩部内收、腿及踝部伸直等，常与丘脑本身病变或大脑半球巨大病变压迫丘脑有关。

3）对疼痛刺激的去大脑强直反应：如伸肘、肩及前臂内旋、下肢伸直等，常见于中脑功能受损，通常提示较去皮质强直更严重的脑功能障碍，但两者均不能准确定位病变部位。

4）双侧对称性姿势可见于双侧结构性病变或代谢性疾病，单侧的或非对称性姿势提示对侧大脑半球或脑干病变，脑桥和延髓病变通常对疼痛刺激无反应，偶可见膝部屈曲（脊髓反射）。

（5）瘫痪体征：通过观察自发活动减少可判定昏迷患者的瘫痪肢体，偏瘫侧下肢常呈外旋位，足底疼痛刺激下肢回缩反应差或消失，可出现病理征。昏迷患者检查偏瘫可压眶上缘，健侧面部可有痛苦表情、上肢可有防御反应，偏瘫侧则无。坠落试验将患者双上肢同时托举后突然放开任其坠落，瘫痪侧上肢坠落较快，状如扬鞭称为"扬鞭征"。偏瘫和四肢瘫有助于鉴别半球和脑干病变，一侧大脑半球急性严重病变，如脑卒中，常伴头眼向病灶侧偏斜、偏瘫侧腱反射和腹壁反射消失、一侧或双侧病理征等。如患者四肢可随意运动、被动违拗或对疼痛刺激有回避反应，说明皮质脊髓束基本完整。一侧肢体抽动常表示对侧相应皮质运动区受刺激，舞蹈徐动样运动说明基底核损害。

（6）脑膜刺激征：如颈项强直或 Brudzinski 征提示脑膜炎或蛛网膜下腔出血，但深昏迷时可消失。脑膜刺激征伴发热常提示 CNS 感染，不伴发热合并短暂昏迷可能提示蛛网膜下腔出血。

（7）脑干功能：

1）头眼反射：又称玩偶头试验，轻扶患者头部向左右、上下转动时眼球向头部运动相反方向移动，然后逐渐回到中线位；在婴儿为正常反射，随着大脑发育而抑制；该反射涉及前庭核、脑桥侧视中枢、内侧纵束、眼球运动神经核，无脑干病变的昏迷患者，检查头眼反射时通常可见双眼水平同向运动充分，大脑半球弥漫性病变导致昏迷时出现此反射，脑干病变时反射消失，如一侧脑干病变，头向该侧转动时无反射，向对侧仍存在。

2）眼前庭反射：或称冷热水试验，用注射器向一侧外耳道注入 1 mL 冰水，无脑干病变如半球弥漫性病变而脑干功能正常时的昏迷患者，冰水刺激试验双眼向冰水刺激侧强直性同向运动。昏迷患者，如存在完全的反射性眼球运动提示脑桥至中脑水平的脑干完整。如动眼神经及核病变，见于中心疝综合征，眼前庭检查可显示眼球内收不能，伴对侧眼外展正常；完全无反应如脑桥水平脑干结构病变或易累及脑干的代谢障碍，常见镇静药中毒；一侧冰水刺激试验时单眼或双眼向下偏斜高度提示镇静药中毒。

3）其他主要的脑干反射包括：①眼脊反射，针刺锁骨上的颈部皮肤，正常可引起同侧瞳孔散大，反射消失提示损害平面累及间脑。②额眼轮匝肌反射，用手指向外上方牵拉患者眉梢外侧皮肤并固定之，然后用叩诊锤轻叩手指可引起同侧眼轮匝肌收缩闭眼，此反射消失为间脑-中脑平面受累特征。③瞳孔对光反射，光刺激引起瞳孔缩小，此反射消失是损害扩展至中脑水平的表现。④角膜、结膜反射，用棉花丝轻触角膜或球结膜引起闭眼，此反射消失提示脑桥平面受累。⑤咀嚼肌反射，叩击颏部引起咀嚼肌收缩，反射消失提示脑桥受累。⑥眼心反射，压迫眼球引起心率减慢，反射消失提示延髓平面受损。⑦掌颏反射，轻划手掌大鱼际区引起同侧颏肌收缩，出现此反射提示皮质-皮质下平面受累。⑧角膜下颌反射，轻触角膜引起闭眼，且引起翼外肌收缩下颌向对侧移动，此反射出现为间脑-中脑及中脑平面受累表现。

上述反射均消失是损害达到延髓的征象。尽管受到明显限制，仔细检查昏睡或昏迷患者能得出关于神经系统功能的信息。脑部局灶性、脑干疾病或脑膜刺激征等对引起昏睡和昏迷疾病的鉴别诊断非常有用。

病变受累水平（下行性小脑幕疝）可根据呼吸模式、瞳孔变化、反射性眼球运动和对疼痛运动反应定位。

弥漫性脑病包括代谢性疾病如低血糖和药物中毒，以及脑膜炎、蛛网膜下腔出血及癫痫发作等脑弥漫性损害（多采取内科治疗）。结构性脑病如脑出血、大面积脑梗死、幕上占位病变扩展可使脑组织移位至相邻颅腔，导致不同的脑疝综合征，幕上占位病变伴小脑幕下疝，一旦达到脑桥水平，致命预后是不可避免的，常需紧急施行神经外科治疗干预。

昏迷患者检查应重点而简捷，如瞳孔对光反射、玩偶头试验（转头时眼球向相反方向移动）、眼前庭反射（冷水刺激鼓膜诱发眼球运动）、疼痛刺激引起运动反应性质（特别是双侧对称性）及脑膜刺激征等。昏迷患者的评价最重要的是，鉴别结构性脑病变，如幕上占位性病变或弥漫性脑病所致。存在其他脑干功能受损而瞳孔反应正常，是诊断代谢性脑病的金指标。

（丁　涛　欧阳晓春）

第二章

脑血管疾病

第一节　概述

　　脑血管病（CVD）是指各种原因导致脑血管损害从而引起的脑组织病变。急性发病并迅速出现脑功能障碍的脑血管疾病称为急性脑血管病，也称脑卒中或脑血管意外，多表现为突然发生的脑部受损征象，如意识障碍、局灶症状和体征。

一、脑部血液供应及其特征

　　脑的血管系统大体可分为动脉系统和静脉系统。动脉系统又可分为颈动脉系统和椎-基底动脉系统，颅脑的血液供应主要来自颈前的两根颈总动脉和颈后的两根椎动脉（图2-1）。脑血管的最大特点是颅内动脉与静脉不伴行。

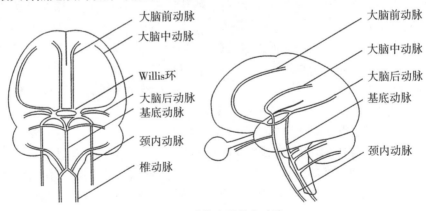

图 2-1　脑的主要供血动脉

（一）颈动脉系统（前循环）

　　颈动脉系统包括颈总动脉、颈外动脉和颈内动脉及其分支（图2-2）。

　　颈总动脉，左右各一根，分别提供一侧颅脑的供血。右侧的颈总动脉起自头臂干动脉，左侧的颈总动脉直接起自主动脉弓。双侧颈总动脉在气管两侧向上走行，在甲状软骨略上水平分为颈内动脉和颈外动脉，在颈部可以触摸到颈总动脉及其分叉部。

　　颈外动脉在其经过途中发出9个分支。向前3支：甲状腺上动脉、舌动脉和面动脉。向后3支：胸锁乳突肌动脉、枕动脉和耳后动脉。向内1支：咽升动脉。向上2支：上颌动脉与颞浅动脉。颈外动脉分支供应头皮、颅骨、硬膜及颌面部器官，颈内动脉则向上走行穿颅骨进入颅内，分支供应垂体、眼球及大脑等。

颈内动脉的主要延续性分支为大脑前动脉和大脑中动脉，此外还有眼动脉、脉络膜前动脉等。颈动脉系统主要供应大脑半球前 3/5 的血液，故又称为前循环。颈内动脉包括颈内动脉颅外段和颈内动脉颅外段，颈内动脉颅外段没有分支，但通常不是笔直的，而是有一定的弧度。在颅外段的起始处有梭形膨大，为颈动脉窦，是压力感受器，可调节血压。在颈总动脉分叉处后壁上，有一扁椭圆形小体借结缔组织附于壁上，是颈动脉体，可感受血液中的 O_2 和 CO_2，调节呼吸。

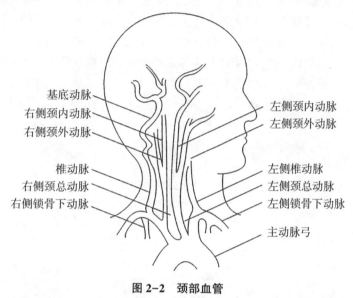

图 2-2 颈部血管

大脑前动脉于视交叉外侧、嗅三角后方，以近乎直角的方向自颈内动脉发出，向中线走行，直至大脑纵裂，后在胼胝体上方折向后走行。左右大脑前动脉由前交通动脉相连。大脑前动脉皮质支供应大脑半球内侧面、额叶底面的一部分和额、顶叶上外侧面的上部，中央支供应内囊前肢、部分膝部、尾状核、豆状核前部等。

大脑中动脉是颈内动脉的直接延续，在颈内动脉的分支中最为粗大。大脑中动脉在视交叉外下方向横过前穿质进入大脑外侧沟，再向后外，在岛阈附近分支。大脑中动脉皮质支供应大脑半球上外侧面的大部分和岛叶，中央支供应尾状核、豆状核、内囊膝和后肢的前部。

脉络膜前动脉从颈内动脉或大脑中动脉主干向下发出，沿视束下面向后行，经大脑脚与海马旁回沟之间进入侧脑室下角，终止于脉络丛。供应外侧膝状体、内囊后肢的后下部、大脑脚底的中 1/4 及苍白球等。

（二）椎-基底动脉系统（后循环）

椎-基底动脉系统的主要来源血管为椎动脉，左右各一。

右侧椎动脉发自头臂干动脉，左侧椎动脉发自左锁骨下动脉。椎动脉逐节穿过颈椎横突孔向上走行，至颅骨和第一颈椎之间进入颅内。两侧的椎动脉入颅后汇合形成基底动脉。椎动脉主要分支有脊髓前、后动脉和小脑后下动脉。小脑后下动脉供应小脑下面后部。

基底动脉在脑干的前方向上走行，至大脑半球的底部分叉为双侧的大脑后动脉。主要分支：①小脑下前动脉，供应小脑下部的前部。②内听动脉，供应内耳迷路。③脑桥动脉，供应脑桥基底部。④小脑上动脉，供应小脑上部。

大脑后动脉在脑桥上缘，由基底动脉发出，绕大脑脚向后，沿海马旁回的沟转至颞叶和枕叶内侧面。皮质支供应颞叶的内侧面、底面和枕叶。中央支供应背侧丘脑、内侧膝状体、下丘脑和底丘脑等。

（三）脑动脉的侧支循环

1. 脑底动脉环 包括 Wills 环和延髓动脉环。

（1）Willis 环（大脑动脉环）：位于脑底面下方、蝶鞍上方，下视丘及第三脑室下方、灰结节、垂体柄和乳头体周围，由前交通动脉、两侧大脑前动脉始段、两侧颈内动脉末段、两侧后交通动脉和两侧大脑后动脉始段吻合而成（图 2-3）。将颈内动脉和椎-基底动脉相互联系，继而将前后循环以及左右两侧大脑半球的血液供应相互联系，对调节、平衡这两大系统和大脑两半球的血液供应起着重要作用。当某一动脉血流减少或被阻断时，血液借此得以重新分配和平衡。

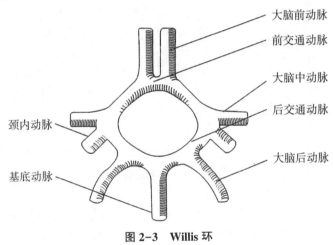

图 2-3 Willis 环

（2）延髓动脉环：延髓动脉环为左右椎动脉与脊髓前动脉共同构成。因脊髓前动脉细小，代偿潜能不大。

2. 软脑膜内吻合 在大脑半球软膜内，大脑前动脉、大脑中动脉、大脑后动脉皮质支末梢存在着丰富的侧支吻合。吻合网呈带状分布，位于 3 条大脑动脉供血的交错区。

在小脑表现，一侧小脑上动脉、小脑下前动脉和小脑下后动脉分支之间存在着广泛吻合。两侧对应的小脑动脉之间也存在着丰富的吻合。

此外，大脑前动脉胼胝体动脉和大脑后动脉的胼胝体背侧动脉于胼胝体背侧也有侧支血管吻合，称胼周吻合。

3. 脑内动脉吻合 大脑各动脉的中央支从脑底进入脑的深部，供应基底节、后脑、内囊等部位，各中央支之间存在侧支血管吻合，但这些吻合血管属于微动脉吻合和前毛细血管吻合，不足以建立有效的侧支循环，临床上某中央支突然闭塞常表现出相应的功能障碍。若闭塞形成缓慢，可发展侧支循环起到一定的代偿功能。

4. 颈内动脉和颈外动脉分支间的吻合 头皮、颅骨、硬膜和脑的动脉系统既相对分隔，又存在着广泛的吻合。在正常情况下，这些吻合血管的血流量很小。当某些血管狭窄或闭塞时，这些吻合血管则起到一定的代偿作用，是调节脑部血液分配的另一重要途径。如颈内动脉分出的眼动脉与颈外动脉分出的颞浅动脉相吻合，大脑前、中、后动脉的皮质支与脑膜中动脉相吻合（图2-4）。

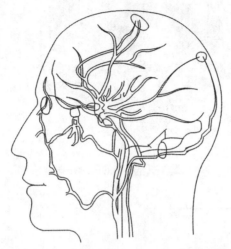

图 2-4　颈内动脉和颈外动脉分支间的吻合

5. 颈内动脉与基底动脉间的胚胎遗留血管　在人类胚胎早期，颈内动脉系和椎-基底动脉系之间有原始三叉动脉、原始耳动脉和原始舌下动脉等，这些动脉有的可保留到生后。

（四）静脉系统

脑静脉多不与动脉伴行，其管壁较薄，且无瓣膜。大脑的静脉分为浅深两组，浅组收集脑浅层的血液；深组收集脑深部实质内的血液。两组静脉经硬脑膜静脉窦最终回流至颈内静脉。

浅组分为3组：大脑上静脉有6~12条，引流大脑半球上外侧面和上内侧面的血液，入上矢状窦，其中以中央沟静脉（Golando静脉）和上吻合静脉（Trolard静脉）较为粗大；大脑中静脉有浅、深之分，大脑中浅静脉引流外侧裂附近的静脉血注入海绵窦，大脑中深静脉引流脑岛的血液注入基底静脉，大脑中浅静脉还借上吻合静脉（Trolard静脉）注入上矢状窦，借一些吻合支与大脑下静脉相连；大脑下静脉有1~7条，引流半球上外侧面、内侧面和下面的血液，注入海绵窦、横窦、岩上窦和基底静脉。

深组主要有3个大干：大脑大静脉（Galen静脉）由两侧大脑内静脉合成一条粗短的深静脉干，最后注入直窦；大脑内静脉由透明隔静脉和丘脑纹状体静脉汇合而成，位于第三脑室顶部两侧的脉络丛内，左右各一，收集胼胝体、透明隔、尾状核、豆状核、丘脑、侧脑室和第三脑室脉络丛的血液；基底静脉又称Rosenthal静脉，由大脑前静脉和大脑中深静脉汇合而成，最后注入大脑大静脉。

人的硬脑膜静脉窦可分为后上群与前下群。后上群包括上矢状窦、下矢状窦、左右横窦、左右乙状窦、直窦、窦汇及枕窦等；前下群包括海绵窦、海绵间窦、左右岩上、岩下窦、左右蝶顶窦及基底窦等（图2-5）。硬脑膜窦的血液流向方向，见图2-6。

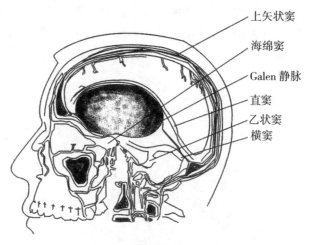

图 2-5　颅脑的静脉系统

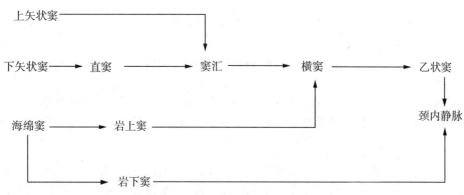

图 2-6　硬脑膜窦的血液流向方向

二、脑血管病的分类

临床常见的急性脑血管病，主要是动脉血管的病变，分为两大类：缺血性脑血管病和出血性脑血管病。前者依据发作形式和病变程度分为脑梗死和短暂性脑缺血发作；后者根据出血部位不同，主要分为脑出血和蛛网膜下腔出血。静脉血管的病变以静脉窦血栓形成较常见。

三、脑血管病的危险因素

与脑血管病发生有密切因果关系的因素称为危险因素，其可以是一种疾病或生理状态。脑血管病的危险因素又可分为可干预与不可干预两种，其中可干预的危险因素根据证据强度的不同，又分为证据充分的可干预危险因素、证据不充分或潜在的可干预危险因素。

（1）不可干预的危险因素是指不能控制和治疗的危险因素，包括：①年龄，是最重要的独立危险因素。如55岁以后，每增加10岁，脑血管疾病发病率增加1倍以上。②性别，男性脑血管疾病的危险度较女性高。③低出生体重。④人种/种族，如黑种人脑血管疾病的发生率明显高于白种人。亚洲人群脑血管病发病率也相对较高。⑤遗传，家族中有脑血管疾病的子女发生脑血管疾病的可能性明显升高。

（2）证据充分的可干预的危险因素包括：①高血压，血压和心血管病的风险呈线性相关，且独立于其他危险因素。②吸烟，吸烟导致脑血管疾病的危险性与吸烟的量成正比，最高可达不吸烟人群的6倍。戒烟可以降低脑血管病的危险性。③糖尿病，系脑血管病常见的独立危险因素。糖尿病患者发生缺血性脑血管病的危险性是普通人群的2~3倍。④心房颤动，心房颤动可以单独增加卒中的风险3~4倍。⑤其他心脏事件，其他类型心脏病也可能增加血栓性卒中的危险，包括扩张型心肌病、瓣膜性心脏病（二尖瓣脱垂、心内膜炎、瓣膜修复），以及先天性心脏缺陷（如卵圆孔未闭、房间隔缺损、房间隔动脉瘤）。⑥血脂异常，系脑血管病的重要危险因素。⑦无症状颈动脉狭窄，当狭窄程度加重或发生血流动力学改变时，则可发生缺血性脑血管病。⑧镰状细胞病，20岁镰状细胞病患者卒中的发生率至少为11%，其中相当一部分是通过大脑磁共振发现的"静息"卒中。幼童时期卒中的发生率最高。⑨绝经后激素疗法，绝经后如大量使用激素治疗，卒中危险性升高约40%。⑩饮食和营养，钠的摄入量多伴随卒中危险性增高。同时钾摄入量的增多伴随卒中危险性降低。增加水果和蔬菜的摄入量与降低卒中的危险性之间存在着剂量效应方式。⑪缺乏锻炼，体育锻炼被证实对卒中能够起到有益的作用，体育活动的部分保护效应可能是通过降低血压，控制心血管疾病其他危险因素，控制糖尿病等机制发挥作用。

（3）证据不充分或潜在可干预的危险因素包括：①代谢综合征，代谢综合征能够预测冠心病，心血管疾病（包括冠心病和卒中）以及因此产生的死亡率。然而，并没有关于卒中特异性危险方面的充分证据。②酗酒，长期、轻中度地饮用葡萄酒可以降低卒中的危险度，而重度饮酒增加其危险度。③药物滥用，包括可卡因、苯丙胺、二醋吗啡，与卒中的危险性增加有关。④口服避孕药，与卒中危险性的相关性不高，一些女性特别是既往有血栓病史，可能表现出高危险性。⑤睡眠呼吸紊乱，和一系列其他卒中危险因素相关，对心血管事件不利并且独立作用于卒中危险性。有效地治疗呼吸睡眠暂停综合征可以降低血压，有可能预防卒中。⑥偏头痛，在年轻女性中偏头痛和卒中之间存在关联。⑦高同型半胱氨酸血症，流行病学和前瞻性研究表明血浆同型半胱氨酸水平和卒中之间存在正相关。⑧高脂蛋白 a，脂蛋白 a 类似低密度脂蛋白微粒，可以促进动脉粥样硬化的形成。⑨脂蛋白相关性磷脂酶 A_2 升高，脂蛋白相关性磷脂酶 A_2 是一种与人血浆中的低密度蛋白相关的钙依赖性血清脂肪酶。脂蛋白相关性磷脂酶 A_2 在血浆中水平升高会导致心血管意外的增加，也可能是卒中的危险因素。⑩高凝状态，缺血性卒中的年轻女性患者血中抗磷脂抗体浓度容易较高。大量的病例对照研究并没有发现其他遗传性血液高凝状态和卒中的关系。⑪炎症，在动脉粥样硬化性心血管疾病病理生理学机制中，炎症反应所起的作用正在研究中。⑫感染，尽管在冠状动脉及颈动脉的斑块中发现了多种细菌，但使用抗生素治疗并未被证实可以降低卒中的风险。

四、脑血管病的诊断

脑血管病的诊断依赖于准确的病史采集、临床及辅助检查。但脑血管病的诊断与其他疾病存在一些差异。

（一）病史采集

根据临床是否需要对脑血管病患者紧急处理，可以采取有针对性的病史采集策略。

1. **系统化的病史采集**　系统的病史采集对于判断脑血管病的病因、发病机制及采取个体化的诊断和治疗是必不可少的。在脑血管病的病史采集中，应着重下列四点。

（1）首次发作的起病情况和确切的起病时间：起病时患者是在安静的状态还是在活动或紧张状态；是急性起病，还是逐渐起病；有无脑血管病的先兆发作——短暂脑缺血发作；患者有多少次发作，如为多次发作，应问清首次发作的详细情况，以及最近和最严重的发作情况，每次发作后有无意识障碍、智力和记忆力改变、说话及阅读或书写困难、运动及感觉障碍、视觉症状、听力障碍、平衡障碍以及头痛、恶心、呕吐等症状。

（2）前驱症状及近期事件：在脑血管病的形成过程中，常有脑血液循环从代偿阶段到失代偿阶段的变化过程，代偿阶段的改变表现在临床上就是本病的前驱症状。如能仔细询问这些前驱症状，找到症状的诱发因素以及病因线索，给予合理治疗，有时可避免或延缓完全性卒中的发生，或可减少病情进展。

（3）伴随疾病：患者有无高血压病、糖尿病、心脏病、高脂血症、吸烟和饮酒情况、贫血等。

（4）用药情况：对有脑血管病病史的患者询问服用药物情况，有些药物可诱发低血压和短暂脑缺血发作，如降压药物、吩噻嗪类衍生物；有的药物可并发脑内出血，如抗凝剂；有时可并发高血压危象和脑血管病。还有一些药物如酒精、降血糖药物、孕酮类避孕药等也可引起脑血管病，故在询问脑血管病患者时，要仔细询问服用药物情况。

2. 快速判断卒中的方法 急诊处理时，由于时间紧迫，难以进行详细的病史采集，当患者或家属主诉以下情况时，常提示卒中的可能，应及时采取有效的处理措施，待病情平稳后，再进行详细的病史采集。

提示患者卒中发作的病史如下所示。

（1）症状突然发生。

（2）一侧肢体（伴或不伴面部）无力、笨拙、沉重或麻木。

（3）一侧面部麻木或口角歪斜，说话不清或理解语言困难，双眼向一侧凝视。

（4）一侧或双眼视力丧失或视物模糊。

（5）视物旋转或平衡障碍。

（6）既往少见的严重头痛、呕吐。

（7）上述症状伴意识障碍或抽搐。

（二）脑血管病的特殊检查

脑血管病除了进行内科系统及神经科查体外，还有特殊的检查。

1. **神经血管检查** 神经血管学检查是临床脑血管病检查的最基本内容，是血管检查的开始。标准的临床神经血管检查包括：①供血动脉相关的触诊，主要是颈动脉和桡动脉的触诊，获得动脉搏动强度和对称性的信息。②双上肢血压的同时测量，了解双上肢血压的一致性。③脑血管的听诊，选择钟形听诊器对脑动脉主要体表标志进行听诊，主要听诊区包括颈动脉听诊区、椎动脉听诊区、锁骨下动脉听诊区和眼动脉听诊区，了解血管搏动的声音对称性以及有无杂音。听诊时要注意找到准确的体表标志，杂音的最强部位，通过适当加压可以判断。

2. **临床严重程度的评估** 准确记录患者的病情严重程度，是有效观察患者病情变化的前提。临床上，常采取一些量表来记录患者的病情。例如，NIHSS（美国国立卫生研究院卒中量表）是一个省时方便、可信有效且内容较全面的综合性脑卒中量表，它所评定的神经功能缺损范围大，在脑血管病的病情判断中被广泛采用。

3. **影像学检查**　脑血管病的影像学检查最近几年来，得到了长足的进步。尤其在急性期，早期、快速的影像学检查对急性脑血管病患者的诊治至关重要。脑血管病的影像学检查需要注意，不仅需要进行结构影像学的评估，还应进行血管影像学与灌注影像学的评估，主要的检查方法有以下4种。

（1）头颅CT：平扫CT由于应用广泛、检查时间短、检查费用较低，以及可准确检出蛛网膜下腔出血和脑实质出血等优点，仍是评估急性脑血管病最常用的影像学方法。平扫CT还有助于提示由于动脉再灌注损伤而出现的出血转化。在大多数情况下，CT能为急诊治疗的决策提供重要信息。

多模式CT可以提供更多信息，细化脑血管病的诊断。多模式CT通常包括CT平扫（NCCT）、CT灌注成像（CTP）和CT血管成像（CTA）。CTP有助于显示梗死区和缺血半暗带。CTA有助于显示颈内动脉、大脑中动脉、大脑前动脉、基底动脉和大脑后动脉的血管狭窄或闭塞状况，显示颅内动脉瘤和其他血管畸形。

（2）磁共振：在急性脑血管病中，MR平扫用于排除脑内出血以及其他病变，明确有无新梗死灶。磁共振因为限制因素较多，一般不作为检查脑内出血的首选检查。

在急性脑血管病，尤其是缺血性脑血管病中，多模式MRI可以提供更多信息，改善脑血管病的诊断。多模式MRI通常包括 T_1 加权成像（T_1WI）、T_2 加权成像（T_2WI）、T_2^*WI、FLAIR、MR血管成像（MRA）、弥散加权成像（DWI）和灌注加权成像（PWI）。MRA能显示潜在的脑动脉形态异常。PWI有助于显示梗死区和缺血半暗带。

CEMRA用以显示主动脉弓至颅内动脉的形态异常。

MRV用于显示上矢状窦、直窦、横窦、乙状窦及大脑大静脉的狭窄或闭塞的部位和程度。

（3）超声检查：颈动脉彩色超声检查和经颅多普勒超声检查用于筛查动脉血管内病变。

（4）数字减影血管造影（DSA）：DSA能动态全面地观察主动脉弓至颅内的血管形态，包括动脉和静脉，是脑血管检查的金标准。

目前，随着影像学技术的快速发展，影像学资料可以为急性脑血管病，尤其是缺血性脑卒中患者的个体化治疗方案提供越来越多的依据。

五、治疗原则

急性脑血管病起病急、变化快、异质性强，其预后与医疗服务是否得当有关，在急性脑血管病的处理时，应注意：①遵循"循证医学（EBM）与个体化分层相结合"的原则。②按照"正确的时间顺序"提供及时的评价与救治措施。③系统性，即应整合多学科的资源，如建立组织化的卒中中心或卒中单元系统模式。

1. **临床指南**　循证医学是通过正确识别、评价和使用最多的相关信息进行临床决策的科学。循证医学与传统医学相比，最大特点是以科学研究所获得的最新和最有力的证据为基础，开展临床医学实践活动。以循证医学为指导，能够保证临床决策的规范化。但再好的证据也不一定适合所有患者。临床决策的最高原则仍然是个体化。循证医学时代衡量临床医生专业技能的标准是能否将个人的经验与所获取的最新证据有机地结合起来，为患者的诊治做出最佳决策。合格的临床医生应该对研究对象、研究方案、研究结果进行辩证的分析和评价，结合具体病例采用有效、合理、实用和经济可承受的证据。必须真心诚意地服务于患者，临床决策时理应充分考虑患者的要求和价值取向。

2. **急诊通道** 急性脑血管病是急症，及时的治疗对于病情的发展变化影响明显。

缺血性卒中溶栓治疗的时间窗非常短暂。脑卒中发病后能否及时送到医院进行救治，是能否达到最好救治效果的关键。发现可疑患者应尽快直接平稳送往急诊室或拨打急救电话由救护车运送至有急救条件的医院。在急诊，应尽快采集病史、完成必要的检查、做出正确判断，及时进行抢救或收住院治疗。通过急诊绿色通道可以减少院内延误。

因为紧急医疗服务能提供最及时的治疗，所有发生急性卒中的患者应启用这一服务，如拨打 120 或 999 电话。患者应被快速转运到能提供急诊卒中治疗的最近的机构以便评估和治疗。对于疑似卒中的患者，紧急医疗服务（EMS）应当绕过没有治疗卒中资源的医院，赶往最近的能治疗急性卒中的机构。但据调查，急性卒中患者接受 EMS 的比例较低仅约 29%。

初步评价中最重要的一点，是患者的症状出现时间。

不能为了完成多模式影像检查而延误卒中的急诊治疗。

3. **卒中单元** 是一种多学科合作的组织化病房管理系统，旨在改善住院卒中患者管理，提高疗效和满意度。卒中单元的核心工作人员包括临床医生、专业护士、物理治疗师、职业治疗师、语言训练师和社会工作者。它为卒中患者提供药物治疗、肢体康复、语言训练、心理康复和健康教育。

卒中单元被认为是治疗脑卒中最有效的办法。哥本哈根一项权威性的临床对照研究试验证实：卒中单元和普通病房比较，住院期死亡的危险性降低了 40%，尤其严重卒中患者可降低 86%，丧失生活能力的危险性降低 50%，严重患者达 83%，并且缩短了患者的平均住院时间 2 周。卒中单元对任何卒中患者都有好处，治疗和康复的有效性明显，这与溶栓、抗凝及神经保护剂等受治疗时间窗限制明显不同。Meta 分析发现在目前所有缺血性脑卒中的治疗中，最为有效的方法是卒中单元（OR 值为 0.71），其次是溶栓（OR 值为 0.83）、抗血小板（OR 值为 0.95）和抗凝（OR 值为 0.99）。另外，卒中单元有利于二期预防的宣教。

按照收治的患者对象和工作方式，卒中单元可分为以下 4 种基本类型。

（1）急性卒中单元：收治急性期的患者，通常是发病 1 周内的患者。强调监护和急救，患者住院天数一般不超过 1 周。

（2）康复卒中单元：收治发病 1 周后的患者。由于病情稳定，康复卒中单元更强调康复，患者可在此住院数周，甚至数月。

（3）联合卒中单元：也称综合卒中单元，联合急性和康复的共同功能。收治急性期患者，但住院数周，如果需要，可延长至数月。

（4）移动卒中单元：也称移动卒中小组，此种模式没有固定的病房。患者收到不同病房，由一个多学科医疗小组去查房和制订医疗方案，因此没有固定的护理队伍。也有学者认为，此种形式不属于卒中单元，只是卒中小组。

六、预防

与卒中的治疗相比，脑血管病的预防对人类健康的影响更大。Sacco 在 2006 年的 Feoberg 论坛上提出了新的脑血管病的预防策略，应进行全面的血管危险评估，完善如下三个方面的评价。

（1）心脑血管疾病传统的危险因素：如吸烟、缺乏锻炼、高血压病和糖尿病等。

（2）亚临床事件的评估：包括亚临床脑损害（无症状梗死、白质高信号和微出血等）和亚临床血管疾病（颈动脉斑块、动脉内-中膜增厚等），这些亚临床的表现可能是从无症状性血管事件至症状性血管事件的中间环节，有利于准确评估疾病的进展情况。

（3）与血管疾病相关的生物标记物和基因指标：如纤维蛋白原、C-反应蛋白、同型半胱氨酸等，也有利于对血管危险因素的全面评估。

根据全面的血管评估结果，建议一个准确预测卒中发生的测量方法，有益于识别哪些人群是卒中的高危人群，并对所有可干预的危险因素进行适当的干预。

脑血管病的预防包括一级预防和二级预防。

脑血管病的一级预防系指发病前的预防，即通过早期改变不健康的生活方式，积极主动地控制各种危险因素，从而达到使脑血管病不发生或推迟发病年龄的目的。我国是一个人口大国，脑血管病的发病率高。为了降低发病率，必须加强一级预防。

脑卒中的复发相当普遍，卒中复发导致患者已有的神经功能障碍加重，并使死亡率明显增加。首次卒中后6个月内是卒中复发危险性最高的阶段，所以在卒中首次发病后有必要尽早开展二级预防工作。

二级预防的主要目的是预防或降低再次发生卒中的危险，减轻残疾程度，提高生活质量。针对发生过一次或多次脑血管意外的患者，通过寻找脑卒中发生的原因，治疗可逆性病因，纠正所有可预防的危险因素，这在相对年轻的患者中显得尤为重要。

此外，要通过健康教育和随访，提高患者对二级预防措施的依从性。

（冯 肖 王 丹）

第二节 短暂性脑缺血发作

随着影像学的进展，对短暂性脑缺血发作（TIA）的认识已由关注其临床症状持续时间转变到关注其引起组织学损害过程。2009年的定义为：脑、脊髓或视网膜局灶性缺血所致的、未伴发急性梗死的短暂性神经功能障碍。TIA的诊断均是回忆性诊断。支持TIA诊断的临床特点有：症状突然出现、发病时即出现最大神经功能缺损、符合血管分布的局灶性症状、发作时表现为神经功能缺损、可快速缓解。神经影像学检查有助于排除其他发作性疾病，而且神经影像学的发展，特别是弥散、灌注加权的MRI，已经从基本上改变了对于TIA病理生理学的理解。治疗上，目前常依据ABCD^{2}评分，来对TIA患者进行分层治疗。

传统"基于时间"的TIA概念起源于20世纪50年代，1956年Fisher在第二次普林斯顿脑血管病会议上，认为TIA可以持续几小时，一般为5～10分钟；1964年，Acheson和Hutchinson支持使用1小时的时间界限；Marshel建议使用24小时概念；1965年，美国第四届脑血管病普林斯顿会议将TIA定义为"突然出现的局灶性或全脑神经功能障碍，持续时间不超过24小时，且排除非血管源性原因"。美国国立卫生研究院（NIH）脑血管病分类于1975年采用了此定义。然而，随着现代影像学的进展，基于"时间和临床"的传统定义受到了诸多质疑。研究表明，大部分TIA患者的症状持续时间不超过1小时。超过1小时的患者在24小时内可以恢复的概率很小，而且一些临床症状完全恢复的患者的影像学检查提示已经存在梗死。美国TIA工作组在2002年提出了新的TIA概念："由于局部脑或视网膜缺血引起的短暂性神经功能缺损发作，典型临床症状持续不超过 1 小时，且在影像学上无急性脑梗死的证据。"2009 年 6 月，美国心脏病协会（AHA）、美国卒中协会（ASA）在《Stroke》杂志上发表指南，提出新的 TIA 定义：脑、脊髓或视网膜局灶性缺血所致的、未伴发急性梗死的短暂性神经功能障碍。在此定义下，症状持续的时间不再是关键，是否存在梗死才是 TIA 与脑卒中的区别所在。

纵观前后三次概念的修改，对 TIA 的认识已由关注其临床症状持续时间转变到关注其引起组织学损害过程。与 1965 年 TIA 的定义比较，2002 年的定义强调了症状持续时间多数在 1 小时内，并且增加了影像学是否有脑梗死的证据。2009 年最新的 TIA 定义则完全取消了对症状持续时间的限制，是否存在脑组织的梗死是 TIA 和脑卒中的唯一区别，同时提示不论 TIA 的临床缺血过程持续多久，都有可能存在生物学终点。从 3 次定义的变化中不难看出，症状持续时间在诊断中的比重不断下降，从 24 小时到 1 小时，直到现在笼统地描述为"短暂性神经功能缺损"；另一方面，积极提倡对 TIA 患者进行影像学检查以确认有无脑梗死并探讨其病因的重要性不断得到强化。

一、病因与发病机制

目前短暂性脑缺血的病因与发病机制尚未完全明确。一般认为，TIA 病因与发病机制常分为 3 种类型：血流动力学型、微栓塞型和梗死型。

血流动力学型 TIA 是在动脉严重狭窄基础上血压波动导致的远端一过性脑供血不足引起的，血压低的时候发生 TIA，血压高的时候症状缓解，这种类型的 TIA 占很大一部分。

微栓塞型又分为心源性栓塞和动脉-动脉源性栓塞。动脉-动脉源性栓塞是由大动脉源性粥样硬化斑块破裂所致，斑块破裂后脱落的栓子会随血流移动，栓塞远端小动脉，如果栓塞后栓子很快发生自溶，即会出现一过性缺血发作。心源性栓塞型 TIA 的发病机制与心源性脑梗死相同，其发病基础主要是心脏来源的栓子进入脑动脉系统引起血管阻塞，如栓子自溶则形成心源性 TIA。

此外随着神经影像技术的进展，国外有学者提出了梗死型 TIA 的概念，即临床表现为 TIA，但影像学上有脑梗死的证据。据此，将 TIA 分为 MRI 阳性 TIA 和 MRI 阴性 TIA，早期的磁共振弥散加权成像（DWI）检查发现，20%～40% 临床上表现为 TIA 的患者存在梗死灶。对于这种情况到底应该怎样临床诊断，是脑梗死还是 TIA，目前概念还不是十分清楚，多数人接受了梗死型 TIA 这一概念。但根据 TIA 的新概念，只要出现梗死灶就不能诊断 TIA。

血管痉挛学说认为，在传统的观念中，血管痉挛学说是 TIA 的病因之一。但是目前没有资料支持血管痉挛学说。

二、病理

有关 TIA 病理的研究较少，通常认为 TIA 不引起明显的病理损害。

三、临床表现

因为 TIA 是血管事件，因此，其临床表现也符合血管分布区。前循环包括颈内动脉、大脑中动脉、大脑前动脉，以及血管分支，前循环 TIA 临床表现，见表 2-1。黑矇提示颈内动脉的分支眼动脉功能异常。感觉或运动功能障碍，伴有失语或失认，提示皮质受累。计算困难、左右混乱、书写困难，也提示皮质受累。相反，只有感觉或运动障碍，没有失语和失认时，提示皮质下小血管病。肢体抖动 TIA 是前循环 TIA 不常见的一种形式，是颈动脉闭塞性疾病和腔隙性梗死的先兆，被认为是前循环缺血的表现，表现为简单、不自主、粗大不规则的肢体摇摆动作或颤抖，可以只累及手臂，也可以累及手臂及腿，有时被误认为是抽搐。

表 2-1 前循环 TIA 的临床表现

动脉	穿支	症状
ICA		严重狭窄可以导致"肢体抖动型 TIA"和分水岭梗死（临床表现可有变异）±MCA 症状
	眼动脉	黑矇
MCA	M_1：近端 MCA	左 M_1：完全性失语，右侧面部及上肢瘫痪重于下肢，右侧偏身感觉缺失，右侧同向性偏盲
		右 M_1：左侧忽略，左侧面部及上肢瘫痪重于下肢，左侧偏身感觉缺失，左侧同向性偏盲
	M_2：上干分支	左 M_2 上干：运动性失语，左侧面部及上肢瘫痪重于下肢
		右 M_2 上干：左侧忽略，左侧面部及上肢瘫痪重于下肢 左侧 M_2 下干：感觉性失语，右侧偏身感觉缺失，轻微无力
	M_2：下干分支	右侧 M_2 下干：左侧偏身感觉缺失，轻微无力，对侧
ACA		对侧偏瘫，下肢重于上肢和面部，失禁
小血管病（腔隙性）	感觉运动综合征（丘脑内囊区域）	对侧运动和感觉缺失
	纯运动综合征（位置变异）	对侧偏瘫
	纯感觉综合征（位置变异）	对侧感觉缺失
	震颤性轻偏瘫综合征（位置变异）	对侧偏瘫，辨距困难（与无力不成比例）

注：ICA，颈内动脉；MCA，大脑中动脉；ACA，大脑前动脉。

后循环包括椎动脉，基底动脉，大脑后动脉，以及上述血管的分支。大约 20% 患者的大脑后动脉血流来自前循环。后循环 TIA 的临床表现，见表 2-2。脑神经症状、共济失调、头晕，以及交叉性症状（一侧面部受累，对侧上肢和下肢受累）提示椎-基底动脉疾病。

表 2-2 后循环 TIA 的临床表现

动脉	穿支	症状
椎动脉	延髓背外侧综合征（Wallenberg 综合征）	眩晕，恶心，呕吐，声音嘶哑，呃逆，同侧 Horner 征，同侧辨距障碍，同侧面部痛觉和温度觉缺失，对侧上肢/下肢痛觉和温度觉缺失
大脑后动脉	皮质盲	对侧偏盲（伴有右侧同向性偏盲、失读，不伴有失写）
基底动脉	闭锁综合征（当基底动脉完全闭塞时）	症状多变，可包括最小意识状态、视幻觉、辐辏运动障碍、交叉瘫、昏迷
小血管病（腔隙性）	Weber 综合征（中脑）	同侧动眼神经麻痹，对侧肢瘫
	Benedikt 综合征（中脑）	同侧动眼神经麻痹，对侧肢体震颤或辨距不良

续表

动脉	穿支	症状
	Claude 综合征（中脑）	同侧动眼神经麻痹，对侧无力，震颤和失认
	Millard-Gubler 综合征（脑桥）	同侧眼外展麻痹（展神经），同侧面肌瘫痪（面神经），对侧上肢和下肢瘫痪

既往所称的椎-基底动脉供血不足（VBI）指后循环血流减少引起椎-基底系统缺血或 TIA 引起的症状。通常，晕厥或眩晕症状不能归于 VBI。椎-基底动脉供血不足很少仅出现 1 个症状或体征。VBI 也用于描述锁骨下盗血综合征，由于在发出椎动脉前锁骨下动脉狭窄，导致椎动脉血流反流，引起缺血。椎-基底动脉缺血和梗死最常见的原因是栓塞、动脉粥样硬化（尤其是起始部位）、小血管病（由于高血压）、椎动脉夹层，尤其是颅外段。椎动脉在解剖上变异较大，可以只有 1 个，或者以 1 个为主。头部旋转引起的 1 个椎动脉闭塞的缺血症状，称为弓猎人综合征。

临床上，易被误认为是 TIA 的症状如下。

（1）晕厥在美国急诊医师医师协会的临床策略中，被定义为一种临床综合征，表现为短暂的意识丧失和无法保持姿势紧张，无须通过药物治疗即可自发完全恢复。此定义与欧洲心脏病协会的定义类似，后者的定义为：一个短暂的自限性的意识丧失，通常导致跌倒。发病相对快速，随后的复苏是自发、完整和相对快速的。其基本机制是一个全脑的短暂性缺血。TIA 与之不同，其表现为脑或视网膜的缺血症状。一般来说，晕厥是短暂意识丧失，而无局灶性神经体征或症状，而 TIA 有短暂局灶性神经系统体征和症状，但通常没有意识丧失。需要指出的是，短暂脑缺血发作与晕厥不是 100% 互相排斥，在一项 242 例晕厥患者的研究中，有 5 例（2%）最后被诊断为 TIA。准确病史询问是必要的，缺少前驱症状（如轻度头昏、全身无力、意识丧失前有预判）以及出现脑干功能障碍，有助于 TIA 的诊断。

（2）头昏眼花、眩晕、平衡功能障碍（称为"头晕综合征"），在急诊中是常见的表现。头昏可以是脑干功能障碍的表现，但是不常见。有研究发现，头晕是唯一症状的患者中，只有 0.7% 的患者最终诊断为卒中或 TIA。因此对于头晕患者，全面的神经科评估是必要的，包括步态的观察，确定有无共济失调。

（3）"跌倒发作"是旧名词，是一个突发事件，无预警的跌倒，可以伴有短暂的意识丧失。多数患者年龄较大，向前跌倒，膝盖和鼻子跌伤。"跌倒发作"原因不详，约 1/4 的患者是脑血管病或心脏的原因。

（4）短暂性全面遗忘症（TGA）偶尔会与 TIA 或卒中混淆。患者通常表现为在一段时间内的。顺行性失忆，没有意识障碍或个性的改变。患者除了一再盘问周边的环境，在发作期间的其他行为是正常的。通常持续不到 24 小时，但即使在发作后，对发作期间的记忆无法恢复。发病机制包括颞叶癫痫、偏头痛、下丘脑缺血。最有力的证据似乎是为单侧或双侧海马回的低灌注。

四、诊断

TIA 的诊断多是回忆性诊断。症状持续时间越长，最后诊断是 TIA 的可能性越小。如症状持续几分钟时，在 24 小时内完全恢复从而诊断为 TIA 的可能性近 50%，但是当症状持续

2 小时后，可能性只有 10%。

1. **支持 TIA 诊断的临床特点** 主要有以下五点。

（1）症状突然出现：通常患者或旁观者可以描述症状出现时他们在做什么，因为 TIA 发生时很少有患者会不确定症状何时开始。

（2）发病时即出现最大神经功能缺损：若患者症状为进展性或由身体的一部分扩散至其他部分，则更支持癫痫（症状出现急骤，从几秒钟到 1~2 分钟）或偏头痛（症状出现较缓慢，数分钟以上）的诊断。

（3）符合血管分布的局灶性症状：脑循环的部分血供异常可以导致局灶性症状，而全面性神经功能障碍，例如意识模糊（排除失语所致表达错误）、晕厥、全身麻木、双眼视物模糊及单纯的眩晕等症状很少见于 TIA 患者，除非伴有其他局灶性症状（表 2-1，表 2-2）。

（4）发作时为神经功能缺损症状：典型的 TIA 常为"缺损"症状，即局灶性神经功能缺损，例如单侧运动功能或感觉障碍，语言障碍或视野缺损。TIA 很少引起"阳性"症状，例如刺痛感、肢体抽搐或视野中闪光感等。

（5）可快速缓解：大多数 TIA 症状在 60 分钟内缓解，若症状超过 1 小时仍不缓解则更可能为卒中。

TIA 是一个临床诊断，而脑影像学检查主要是用于排除卒中类似疾病。多种脑部疾病可以引起一过性神经系统症状，而这些疾病很难与 TIA 相区别。头 CT 可以有效地排除其中一些疾病，如硬膜下血肿和某些肿瘤等，而另外一些疾病（多发性硬化、脑炎、缺氧性脑损伤等）应用 MRI 可以更好地诊断。也有一些卒中类似疾病（癫痫、代谢性脑病等）无法通过脑影像学检查发现，需要通过病史与其他检查鉴别。

影像学技术的快速发展还对于理解 TIA 的病理生理过程贡献很大。现代 TIA 的神经影像评估的目的是：①得到症状的血管起源的直接（灌注不足或急性梗死）或间接（大血管狭窄）证据。②排除其他非血管起源。③确定基本血管机制（大血管粥样硬化、心源性栓塞、小血管腔隙），然后选择最佳治疗。④预后结果分类。

神经影像学的研究，特别是弥散灌注加权的 MRI，已经从基本上改变了对于 TIA 病理生理学的理解。在常规的临床实践中，MRI 可以明确病灶缺血而非其他导致患者缺陷的疾病过程，提高血管狭窄和 TIA 的诊断准确率，并且评估先前存在脑血管损伤的程度。因此，MRI 包括弥散序列，应该被考虑作为一种排查潜在 TIA 患者的优先诊断性检查。包括血管成像、心脏评估和实验室检查在内的其他检查方法应该参照急性卒中。

2. **鉴别诊断** TIA 主要与一些发作性的疾病相鉴别。

（1）部分性癫痫：特别是单纯部分发作，常表现为持续数秒至数分钟的肢体抽搐，从躯体的一处开始，并向周围扩展，多有脑电图异常，CT/MRI 检查可发现脑内局灶性病变。

（2）梅尼埃病：发作性眩晕、恶心、呕吐与椎-基底动脉 TIA 相似，但每次发作持续时间往往超过 24 小时，伴有耳鸣、耳阻塞感、听力减退等症状，除眼球震颤外，无其他神经系统定位体征。发病年龄多在 50 岁以下。

（3）心脏疾病：阿-斯综合征，严重心律失常如室上性心动过速、室性心动过速、心房扑动、多源性室性早搏、病态窦房结综合征等，可因阵发性全脑供血不足，出现头晕、晕倒和意识丧失，但常无神经系统局灶性症状和体征，心电图、超声心动图和 X 线检查常有异常发现。

（4）其他：颅内肿瘤、脓肿、慢性硬膜下血肿、脑内寄生虫等亦可出现类 TIA 发作症状，原发或继发性自主神经功能不全亦可因血压或心律的急剧变化出现短暂性全脑供血不足，出现发作性意识障碍，应注意排除。

五、治疗

1. TIA 的早期治疗　在 TIA 发作后，应当从最基本的治疗开始，恢复脑的供血不足，包括患者平卧位，不降压治疗，静脉补液等。在一项 69 例患者的试验中，利用 MRI 灌注影像学发现，1/3 存在灌注异常。改变头位的方法简单，但临床上常被忽视，利用 TCD 发现，头位从 30°降到 0°时，大脑中动脉血流速度可以增加 20%。在 TIA 急性期，应慎重降压，因为此时脑的自动调节功能受损，脑的灌注，尤其是靠侧支循环代偿供血区域，直接依赖于全身血压。等渗液体的输入保持足够的血容量。静脉补液时，需要注意患者的心脏功能，在没有已知的或可疑的心力衰竭时，可以先给予 500 mL 的生理盐水，之后再以 100~150 mL/L 静脉滴注。

一旦确诊 TIA 后，应及时给予抗栓治疗。到目前为止，虽然缺乏随机对照试验，证明在 TIA 的 24~48 小时给予抗栓治疗能够改善患者的预后；但是由于缺血性卒中的研究较多，而二者的发病机制类似，因此把这些治疗方法外推至 TIA 是合理的。但是二者存在着 2 个大的区别。首先，由于大的梗死发生脑出血的概率高，因此推测 TIA 患者的出血风险较少。其次，在早期，TIA 发生缺血性卒中的风险，较完全性卒中复发的风险要高，因此行介入治疗的效果可能更好。

不同的 TIA 患者，发生卒中的风险不同，虽然缺乏足够的证据，但是考虑到资料有限，目前常依据不同评分系统，来对 TIA 患者进行分层治疗。

（1）"中国短暂性脑缺血发作专家共识"建议如下：

1）积极评价危险分层、高危患者尽早收入院：有关预后的研究结果提示，TIA 患者的处理应越早越好。对于初发或频发的患者，症状持续时间>1 小时，症状性颈内动脉狭窄>50%，明确有心脏来源的栓子（心房颤动），已知的高凝状态，加利福尼亚评分或 ABCD 评分的高危患者，应尽早（48 小时内）收入院进一步评价、治疗。

2）新发 TIA 应按"急症"处理：新近发生（48 小时内）的 TIA 预示短期内具有发生卒中的高度危险，应作为重要的急症处理。

3）尽早完善各项相关检查：对于怀疑 TIA 患者首先应尽可能行磁共振弥散成像检查，明确是否为 TIA。TIA 患者应该通过快速急救通道（12 小时内）进行紧急评估和检查。如果头颅 CT、心电图或颈动脉多普勒超声未在急诊完成，那么初始的评估应在 48 小时内完成。如果在急诊完成，且结果阴性，可将全面评估的时间适当延长，以明确缺血发生的机制及随后的预防治疗。

（2）"英国急性卒中和短暂性脑缺血发作的诊断与初始治疗指南"建议如下：

1）对疑似 TIA 的患者（24 小时内就诊时无神经系统症状），应尽快采用已证实的评分系统，如 $ABCD^2$ 评分系统，确定再发卒中的风险。

2）具有卒中高危风险的疑似 TIA（$ABCD^2$ 评分为 4 分或更高）患者应：立即每天服用阿司匹林 300 mg；症状出现后 24 小时内行专科诊断和检查；一旦诊断明确，即行二级预防，包括寻找个体危险因素。

3）尽管 ABCD^2 评分为 3 分或更低，频发 TIA（1 周内发作 2 次或更多）患者应按卒中高危险处理。

4）具有卒中低危风险的疑似 TIA（ABCD^2 为 3 分或更低）患者应立即每天服用阿司匹林 300 mg；尽快行专科诊断和检查，但应在症状发生后 1 周内；一旦诊断明确，即行二级预防，包括探讨个体风险因素。

5）TIA 患者就诊来迟仍应该治疗（症状消失后 1 周以上），即使卒中风险很低。

AHA/ASA 指南建议，如果患者在卒中发作 72 小时内并且有任何如下症状的，建议入院。①ABCD^2 得分≥3。②ABCD^2 得分 0~2，但不能确定诊断检查工作是否能在 2 天之内完成的门诊患者。③ABCD^2 得分 0~2 并且有其他证据提示患者卒中发作是由于局部病灶缺血造成的。

2. 二级预防 有关 TIA 后的治疗，见图 2-7。

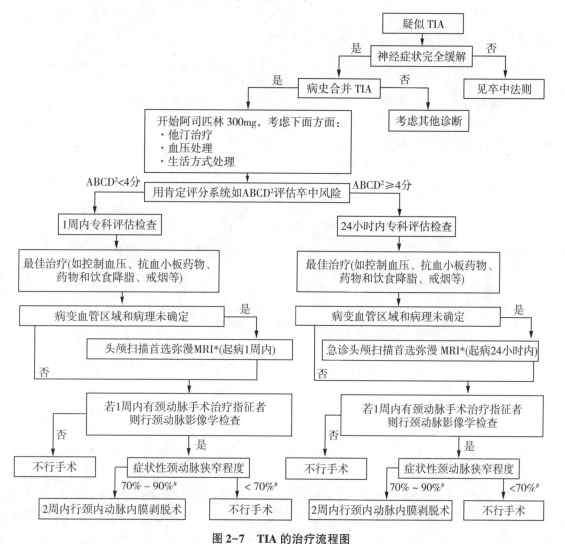

图 2-7 TIA 的治疗流程图

*：若是禁忌证，则选 CT 检查；#：根据欧洲颈动脉手术标准（ECST）

六、预后

TIA 是缺血性脑卒中的重要危险因素。如何预测 TIA 后发生脑卒中的危险一直以来是学界关注的焦点。风险评估预测模型对于临床工作至关重要，常用的有下列四种。

1. **加利福尼亚评分**　加利福尼亚评分（表 2-3）观察了性别、种族、高血压、心脏病、卒中病史、用药史等 7 大项共 40 小项。追踪随访 TIA 后 90 天内再发脑卒中的风险。最终提出 5 个因素：年龄>60 岁、糖尿病、症状持续 10 分钟以上、虚弱和言语功能障碍。

表 2-3　加利福尼亚评分

项目	95%CI	P 值
年龄>60 岁	1.1~2.7	0.010
糖尿病	1.4~2.9	0.001
持续时间>10 分钟	1.3~4.2	0.050
虚弱	1.4~2.6	0.001
言语困难	1.1~2.1	0.010

2. **ABCD 评分（ABCD Scores）**　Georgios Tsivgoulis 等提出的一项评估系统，包括年龄、血压、临床体征和发作持续时间（表 2-4），是用来检验该评分系统能否作为临床判断 TIA 后早期高危发生卒中的实用工具。

表 2-4　常用的 TIA 风险评分系统

危险困难		ABCD 得分	$ABCD^2$ 得分	$ABCD^3$ 得分	$ABCD^3$-I 得分
A 年龄	≥60 岁	1	1	1	1
B 血压	收缩压 ≥ 140 mmHg 和（或）舒张压≥90 mmHg	1	1	1	1
C 临床特征	一侧肢体无力	2	2	2	2
	言语不清但不伴四肢无力	1	1	1	1
D 症状持续时间	10~59 分钟	1	1	1	1
	≥60 分钟	2	2	2	2
D 糖尿病	有	–	1	1	1
D 双重 TIA 发作	本次 TIA 发作 7 天内有另外至少一次 TIA 发作	–	–	2	2
I 影像学发现	同侧颈动脉狭窄≥50%	–	–	–	2
	DWI 检查发现高信号	–	–	–	2
总分		0~8	0~9	0~11	0~15

在调整了 TIA 既往史、患 TIA 前用药史和二级预防等卒中危险因素后，ABCD 评分在 5~6 时，30 天内发生卒中的危险比为 8.01（95%CI 为 3.21~19.98），是独立的危险因素（P<0.001）。

3. **$ABCD^2$ 评分（$ABCD^2$ Scores）**　2007 年 Johnston 等结合加利福尼亚评分及 ABCD 评分提出了 $ABCD^2$ 评分（表 2-4），目前 $ABCD^2$ 评分得到了临床广泛应用。

ABCD^2 评分可显著提高对卒中危险的预测价值。依照这种模型，高危、中危和低危的患者在 TIA 后 2 天内发生卒中的比率分别为 8.1%（95%CI 为 6~7），4.1%（95%CI 为 4~5）和 1.0%（95%CI 为 0~3）。

4. **ABCD^3 评分（ABCD^3 Scores）和 ABCD^3–I 评分（ABCD^3–I Scores）**　2010 年 Aine Merwick 等在 ABCD^2 评分基础上增加发作频率（ABCD^3）或影像学检查（ABCD^3-I）（表2-4），TIA 发作频率是指在 7 天之内，在本次 TIA 之外还有至少一次 TIA 发作，增加 2 分。而影像学检查是指，如果同侧颈动脉狭窄≥50%，增加 2 分；如果 DWI 检查发现高信号，再增加 2 分。与 ABCD^2 评分相比，ABCD^3 和 ABCD^3–I 评分可更准备预测 TIA 患者 7 天、28 天及 90 天时早期卒中风险。

（杨晓倩　郭　丹）

第三节　脑梗死

因脑动脉急性闭塞所致的脑组织坏死称为脑梗死。脑梗死不是一类同质性的疾病，因为导致脑梗死的疾病可以完全不相同，譬如心脏疾病、脑动脉自身疾病以及血液系统疾病都可以导致脑梗死。因此，在脑梗死发生之前心脏、脑动脉或血液系统已经有异常改变，尽早发现这些异常改变可更有效地采取预防卒中的措施。在急性脑梗死发生后，也要尽快采取相应检查进行病因学诊断，才能更好地进行急性期治疗和采取更适宜的二级预防措施。

一、病理生理机制

1. **造成脑组织缺血损伤的血管壁及血管内病理**　造成脑组织缺血损伤的血管壁及血管内病理改变包括动脉粥样硬化、小动脉玻璃样变（也称小动脉硬化）、其他原因的血管壁改变以及血栓形成。颅外颈部动脉的粥样硬化好发于主动脉弓、颈内动脉起始处、椎动脉起始和锁骨下动脉起始处。颅内动脉粥样硬化好发生于大脑中动脉、颈内动脉虹吸、椎动脉颅内段、基底动脉和大脑后动脉起始处。发出穿支的载体动脉的粥样斑块可堵塞穿支动脉。穿支动脉口也可发生微小粥样斑块并会堵塞穿支动脉。高血压引起的脂质玻璃样变或纤维玻璃样变主要累及穿支动脉，造成中膜增生和纤维样物质沉积，致使原本很小的管腔更加狭窄。还可以有其他原因导致的血管壁改变，如外伤性或自发性血管壁撕裂引起的动脉夹层、动脉炎、肌纤维营养不良（内膜与中膜过度增生）、烟雾病（内膜层状增厚中层变薄）、感染等。

血栓形成发生在血管壁和血管内，损伤血管的表面可继发血栓形成，如上述提到的动脉粥样硬化性、动脉夹层、动脉炎、肌纤维营养不良、烟雾病、感染等所致的动脉病变处都可继发血栓形成；血管明显狭窄或收缩会继发血栓形成（极度狭窄处血流紊乱，可引起血流缓慢，尤其在系统性低灌注时，局部血流更加缓慢，更易导致血栓形成）；血管局部扩张也会导致血栓形成（局部扩张处血流缓慢）；凝血系统改变可继发血管内血栓形成（红细胞增多症、血小板增多症或全身高凝状态）。

动脉粥样硬化性血管损害是最常见的血管壁损害类型，其基本损害是大中型动脉内膜局部呈斑块状增厚，由于动脉内膜积聚的脂质外观呈黄色粥样，因此称为动脉粥样硬化。脑动脉粥样硬化的进展是一个动态的病理过程，从内中膜增厚、粥样斑块形成、血管重塑、斑块破裂、斑块表面或腔内血栓形成、斑块体积间断增加至最终形成重度狭窄。动脉粥样硬化斑块有稳定和易损斑块两种类型，易损斑块指的是将会变成"罪犯斑块"的斑块。颈动脉易损斑块的病理特点主要包括薄纤维帽大脂核、斑块表面溃疡、破裂、血栓形成、斑块内出血、炎症浸润等。管腔狭窄、大脂核以及斑块内新生血管床形成可能是颅内动脉粥样易损斑块的病理特点。

2. 导致脑组织损伤的心脏病理 心脏的很多疾病都有导致脑栓塞的风险，临床上称作心源性栓塞或心源性卒中。心源性栓塞是来源于心脏的栓子或经过心脏异常分流的栓子随血流进入脑循环阻塞脑动脉而导致梗死。这些可能已经存在的心脏疾病包括：①心律失常，特别是心房颤动和病态窦房结综合征。②心脏瓣膜疾病，特别是二尖瓣狭窄、人工心脏瓣膜、感染性心内膜炎和非细菌性心内膜炎。③心肌疾病或心内膜病，特别是心肌梗死、心内膜炎和扩张性心肌病。④心内病变如黏液瘤、左心室室壁瘤、左心室附壁血栓。⑤右向左分流，特别是房间隔缺损和卵圆孔未闭，来源于深静脉的栓子可经此通道进入体循环引起反常栓塞。

3. 导致脑组织缺血损伤的机制 导致脑组织缺血损伤的机制有栓塞及低灌注。栓塞可来源于心脏（心源性）和动脉（动脉源性）。心脏的栓子脱落后随血循环进入到脑动脉，栓塞了脑部的某一条或多条动脉导致脑组织损伤。起源于大动脉的栓子，譬如主动脉弓、颅外颈部动脉、颅内大动脉的栓子，顺血流脱落到远端堵塞脑部的一条或多条动脉导致脑组织损伤。栓塞还可来源于静脉系统，但静脉系统的血凝块常在心脏有右向左分流，譬如房间隔缺损或卵圆孔未闭时才有可能入脑。由于栓塞而堵塞的脑动脉本身可以没有病变，如心源性栓塞堵塞了右侧大脑中动脉导致大面积梗死，被栓塞的大脑中动脉本身没有病变。如由于颈内动脉或大脑中动脉粥样硬化斑块表面形成的血栓、斑块碎片、胆固醇结晶等脱落堵塞了同侧大脑中动脉分支导致该分支供血区梗死，被堵塞的这条大脑中动脉分支本身没有病变。还有一些比较少见的栓子，譬如空气、脂肪、肿瘤细胞等进入心脏然后栓塞到脑动脉。不同大小、性质和来源的栓子可堵塞不同动脉。来源于心脏的大栓子可栓塞颅外大动脉，来源于心脏或外周血管中形成的较小栓子，以及来自主动脉弓和颈动脉的较小栓子常栓塞颅内主干动脉和（或）其分支，如大脑中动脉、大脑前动脉、大脑后动脉、椎动脉和基底动脉。最常栓塞的动脉是大脑中动脉及其分支。来源于颅内主干动脉如大脑中动脉、椎动脉和基底动脉的较小栓子可栓塞其远端的分支动脉。更微小的栓子可栓塞小穿支动脉、眼动脉及视网膜动脉。

低灌注性脑缺血包括两种，一种是系统性低灌注，即全身灌注压下降导致脑组织的血流减少，常见的原因为心脏泵衰竭（心肌梗死或严重心律失常）和低血压。另一种是颈部或颅内大动脉严重狭窄或闭塞后低灌注导致的脑缺血。动脉支配的交界区低灌注更明显，因此，低灌注梗死常发生在上述区域，称为分水岭梗死。

在动脉粥样硬化性狭窄导致脑梗死的发病机制中，斑块不稳定导致的动脉到动脉栓塞较单纯低灌注导致的梗死更常见。在一些发生在分水岭区的梗死灶还有可能是微小栓子栓塞与低灌注协同作用所致。

对于颈内动脉起始和椎动脉颅外段病变而言，斑块表面的血栓形成会加重狭窄程度，继而可能导致完全闭塞。颈动脉粥样硬化血栓形成性狭窄或闭塞有以下三个特点：①如果斑块碎片或血栓形成不脱落，而且 Willis 环侧支代偿良好的话，则不出现梗死灶。②如果斑块碎片或血栓形成不脱落，但 Willis 环侧支代偿不好，在血压下降等诱发血流灌注不足因素存在的情况下，可能会导致分水岭梗死。③如果斑块碎片或血栓形成脱落至远端，则可能导致该动脉供血区域内各种梗死类型的发生，包括皮质、区域性梗死、分水岭区梗死或多发梗死。

椎动脉病变梗死的发病机制类似颈内动脉颅外段。

对于颅内大动脉而言，譬如大脑中动脉，斑块表面形成的血栓会加重狭窄程度，继而可能导致完全闭塞。大脑中动脉粥样硬化血栓形成性狭窄或闭塞有以下四个特点：①如果斑块碎片或血栓不脱落，也没有堵塞穿支动脉，而且皮质软脑膜侧支代偿良好，供应穿支动脉区的新生侧支血管丰富，整个大脑中动脉供血区经历了长时间缺血耐受，因此，即使完全闭塞，在其供血区可以不出现梗死灶。②如果斑块碎片或血栓不脱落，也没有堵塞穿支动脉，但侧支代偿不够丰富，在血压下降等诱发血流灌注降低因素存在的情况下，可能会导致分水岭区梗死。③如果血栓形成堵塞穿支动脉口，则造成穿支动脉区梗死灶。④如果斑块碎片或血栓脱落到远端，则可能导致该动脉供血区域内各种梗死类型的发生，包括皮质、区域性梗死、分水岭区梗死或多发梗死。基底动脉病变梗死的发病机制类似大脑中动脉。

4. 脑组织缺血损伤的组织病理

（1）梗死灶病理改变：当局部脑组织血流下降时，受累脑组织能否存活取决于缺血的程度、持续时间和侧支循环的代偿能力。动物实验提供了以下脑缺血阈值：CBF 降至 20 mL/（100 g·min）脑组织时脑电活动开始受到影响，降至 10 mL/（100 g·min）脑组织以下时，细胞膜与细胞正常功能受到严重影响，降至 5 mL/（100 g·min）脑组织以下时，神经元会在短时间内死亡。脑组织缺血后会发生一系列代谢改变，钾离子到细胞外，钙离子进入细胞内并导致线粒体功能衰竭，缺氧导致的氧自由基生成可使细胞内或细胞膜中的脂肪酸发生过氧化。缺氧还会使葡萄糖发生无氧代谢，从而导致乳酸堆积而引起酸中毒，进一步损伤细胞的代谢功能。此外，缺血脑组织中兴奋性神经递质活性增高加大细胞死亡风险。上述代谢改变引发恶性循环，最终使神经元损伤程度不断加重甚至死亡。当达到某一个阈值时，即使缺血脑组织得到富含氧气和葡萄糖的血液再灌注，缺血脑组织损伤也是不可逆的了。在某些情况下，缺血程度不足以引起神经元坏死，但有可能引起细胞凋亡。

某一动脉供血区血流量下降发生脑缺血后，在供血区域内的不同部位缺血程度不同。血流量最低部位缺血损伤最严重，成为梗死核心。而在梗死核心的周围，由于侧支循环的存在和建立，血流量尽管已经降低到可能导致脑细胞膜电衰竭，但未达到神经元死亡的阈值，此区域称为"缺血半暗带"。

（2）影响缺血事件严重程度有以下因素：血管堵塞的速度、侧支代偿能力、责任动脉或被栓塞动脉内局部变化、血糖、血氧含量、全身灌注情况等。①如果血管闭塞（无论颅外还是颅内动脉）是逐渐缓慢形成的，则往往已建立丰富的侧支循环，接受其供血的脑组织可能不发生严重缺血。如果血管堵塞是突然的，尤其是颅内动脉突然堵塞，往往导致其供血区严重缺血。②Willis 环侧支代偿不足（先天发育不良或参与代偿的动脉有病变）、皮质软脑膜侧支建立不好以及穿支小动脉代偿不足（侧支不足或小动脉玻璃样变）会影响缺血程度。③无论责任动脉壁（动脉粥样硬化或动脉夹层）的血栓形成还是来自近心端（心源性或动脉源性）的血栓栓塞都可能沿管腔向近端或远端进一步生长，尤其是血栓栓塞不会一直黏附于血管壁，血栓会溶解，如果顺血流继续脱落到远端则造成更多血管床的缺血，进一步生长的血栓还有可能堵塞了潜在的侧支都加重缺血程度。管腔突然被堵塞还可能引起反应性血管痉挛进一步加重狭窄程度。④高血糖会对缺血脑组织造成损伤，但低血糖也会增加脑细胞死亡的风险。⑤低氧血症可使脑损害加重。⑥全身灌注不足，如心力衰竭、低血容量以及血黏度增高均可能降低脑血流量。

二、临床表现

从症候学角度出发，急性脑梗死可以导致运动障碍（偏瘫）、语言功能障碍（包括各种类型的失语及构音障碍）、感觉异常、共济失调、头痛、眼动障碍、视物异常、眩晕、不自主运动、癫痫和意识障碍等。急性起病的上述症状需要警惕脑梗死的可能性。反复脑梗死或者慢性期患者可以出现痴呆，精神行为异常及步态异常等症状。

与其他非血管性疾病不同的是，脑梗死的临床表现多数符合血管分布区特点。以下分别从不同供血动脉梗死角度出发，以血管解剖综合征形式描述脑梗死的症状。

1. **大脑中动脉供血区梗死**　包括皮质支梗死和豆纹动脉梗死。

（1）皮质支梗死：完全的皮质支闭塞典型表现为突发起病的偏侧面瘫及肢体瘫痪（上肢重、远端重）、偏身感觉障碍，优势半球可出现失语（混合型失语或者运动型失语）、Gerstmann's syndrome（左右失认、手指失认、失算和书写困难），非优势半球可出现视空间障碍。此外可以出现对侧偏盲、象限盲或者凝视障碍等。根据受累分支不同，上述症状可以单独或者合并出现。

（2）豆纹动脉梗死：也称深穿支动脉梗死，豆纹动脉主要的供血区域包括内囊前肢的上半部、整个内囊和放射冠的上半部、外囊、豆状核以及尾状核头和体的上半部分。因此相应的穿支闭塞可以导致以下腔隙综合征的表现，如纯运动偏瘫、偏身感觉运动障碍、构音障碍-手笨拙综合征、构音障碍-面瘫综合征，少见的还有失语、偏侧忽视以及结构性失用等，后者有时与皮质支梗死不好鉴别，一般来说出现这些症状往往提示病灶范围较大。如果病变位于尾状核，还可以出现舞蹈症等不自主运动。

2. **大脑前动脉供血区梗死**　肢体瘫痪是 ACA 梗死最常见的症状，下肢突出，上肢症状相对轻，一般不出现面瘫。如果 ACA 的分支 Heubner 动脉梗死累及尾状核头、壳核及内囊前部时，临床症状也可以面瘫和上肢瘫痪突出，不同于常见的 ACA 梗死。亦可出现偏身感觉异常，此外，皮质分支受累尚可以表现额叶的部分症状，如无动性缄默症、精神行为异常、遗忘、病理性抓握现象以及言语障碍等，后者临床上因为无肢体瘫痪等症状，急性起病时常需要与脑炎等其他疾病鉴别。此外，ACA 梗死可以累及旁中央小叶从而导致尿失禁或尿潴留。

3. **脉络膜前动脉梗死**　起源及解剖走行和供血区域变异较大，常见供血区域包括视束、视放射、外侧膝状体、内囊后肢的后 2/3、苍白球以及大脑脚的中 1/3 部分。另外也供应侧脑室后角旁的放射冠区域。经典的临床症状三联征包括偏瘫、偏身感觉障碍和同向偏盲，但是多数患者仅表现为上述症状的一部分，临床并无特异性，以不伴失语、意识改变等与 MCA 梗死鉴别。尽管不多见，有时还可以表现皮质受累的症状。多数脉络膜前动脉梗死临床仅表现单一的腔隙综合征。少见的症状包括偏瘫对侧的上睑下垂，眼球上下视障碍等（累及中脑）。

4. **大脑后动脉及分支梗死**　临床症状依赖于 PCA 闭塞部位。PCA 起始部闭塞可以累及中脑、颞顶枕叶及丘脑，临床表现为不同程度的意识改变、不自主运动、动眼神经麻痹，对侧偏瘫、偏身感觉障碍和偏盲，后者如果单独出现似 MCA 梗死，临床需要鉴别。PCA 后交通动脉发出以远闭塞时，临床常无偏瘫出现（因中脑未受累），以此与近端病变鉴别。大脑后动脉远端闭塞累及皮质时最常见的症状是对侧视野缺损，多为同向偏盲，亦可为象限盲，症状轻重取决于梗死范围，黄斑区保留，因此视力常不受累。双侧 PCA 梗死临床少见，表现为双侧颞枕叶症状如皮质盲，言语障碍或者认知行为异常等。

丘脑梗死临床常见，血供主要来源于 PCA。外侧丘脑梗死最常见（丘脑膝状体动脉梗死），临床常表现 3 组症状：单纯对侧偏身感觉障碍，症状较轻；偏身感觉（包括深感觉）及运动障碍；症状广泛时可以同时出现异常运动如舞蹈-手足徐动症及共济失调（累及锥体外系及小脑束），但是认知和行为能力相对保留。丘脑旁中央梗死（丘脑穿动脉供血）临床表现急性起病的意识障碍、精神异常及眼球垂直凝视障碍。脉络膜后动脉梗死常见的症状是累及外侧膝状体所致的视野缺损。

5. 椎-基底动脉及其分支梗死 后循环梗死特征性的临床症状包括眼球垂直运动障碍、复视、脑神经症状及交叉瘫等。急性椎-基底动脉闭塞可表现意识障碍、四肢瘫痪、共济失调、高热及眩晕呕吐等，临床出现上述症状时要高度警惕危及生命的后循环梗死可能。

（1）基底动脉穿支闭塞可以出现中脑或脑桥梗死：中脑旁中央动脉梗死临床常出现动眼神经麻痹或者眼球垂直运动障碍，可表现为以下综合征。①Weber 综合征，表现为同侧动眼神经麻痹和对侧肢体的偏瘫。②Claude 综合征，表现为同侧动眼神经麻痹和对侧小脑症状。③Benedikt综合征，表现为同侧动眼神经麻痹和对侧不自主运动（震颤或者舞蹈症）。脑桥旁中央梗死，常累及皮质脊髓束，皮质-桥-小脑束以及皮质-核束，临床表现包括构音障碍-手笨拙综合征、纯运动偏瘫、共济失调性偏瘫、凝视障碍（双眼凝视向偏瘫侧）等。脑桥梗死可出现以下综合征。①Millard-Gubler 综合征，表现为同侧外展和面神经瘫痪，对侧偏瘫。②Foville 综合征，表现为同侧凝视麻痹、周围性面瘫和对侧偏瘫。针尖样瞳孔是脑桥病变特征性的体征。

（2）基底动脉尖端综合征：1980 年 Caplan 首次报道，基底动脉末端分出双侧小脑上动脉和大脑后动脉。基底动脉尖端综合征临床症状与累及部位（包括中脑、小脑上部、丘脑、颞叶内侧及枕叶）有关，可表现为眼球垂直运动障碍及瞳孔异常，动眼神经麻痹，核间性眼肌麻痹，意识水平下降，病变对侧偏盲或者皮质盲以及严重的记忆障碍。临床上急性出现上述部分症状时需要高度警惕基底动脉尖端综合征的可能性，及时的诊断有利于及时的治疗。

（3）小脑及其供血动脉梗死：小脑上动脉梗死，常同时合并脑干受累，常见症状包括同侧辨距不良、同侧 Horner 征、对侧偏身痛温觉减退及对侧滑车神经麻痹；小脑前下动脉供应脑桥背侧、小脑和小脑中脚等，可表现眩晕、呕吐、耳鸣和构音障碍，查体可发现同侧面瘫、听力减退、三叉神经感觉障碍、Horner 征、辨距不良和对侧躯干肢体痛温觉减退。小脑后下动脉闭塞综合征，也称延髓背外侧综合征，临床最常见表现眩晕、呕吐和眼球震颤（前庭神经核）、交叉性感觉障碍（三叉神经脊束核及交叉过来的脊髓丘脑束）、同侧 Horner 征（下行的交感神经纤维受累）、饮水呛咳、吞咽困难和声音嘶哑（疑核）、同侧小脑性共济失调。但是临床常见的多为不全延髓背外侧综合征，因为小脑后下动脉解剖变异很多。

三、卒中的评估

卒中患者的评估是个体化治疗干预的基础，应该在卒中患者来就诊后立即进行。

1. 临床评估 详细的病史询问和神经病学查体是建立卒中诊断的基础。对于已经疑诊卒中的患者要注意心血管系统的查体，包括双侧血压测量、颈部血管听诊和心脏听诊。此外，要进行神经功能缺损评分，常用的为 NIHSS 评分。由于后循环的临床评估在现有评分系统中欠敏感，对疑诊后循环的卒中要进行包括脑干和小脑的体征的尽可能详尽的检查。

2. **卒中专科评估** 包括以下七个方面的评估。

（1）危险因素：在人群范围内，常见的卒中高危因素包括年龄、高血压、糖尿病、高脂血症、心脏疾病（如心房颤动）、不良的生活方式（吸烟）等。除了年龄以外，这些高危因素均可以进行有效干预。因此，仔细的逐项排查这些卒中高危因素非常重要。在常规检查的同时，部分基础疾病只有通过一定的监测才能诊断，如阵发性心房颤动。在中国人群，夜间孤立性高血压并不少见（10%），通过 24 小时血压监测可以明确诊断。

（2）血液化验：卒中患者常规的血液化验包括血常规、肝肾功能、电解质、血糖、血脂和凝血检查。对于有心源性卒中可能、冠心病病史的患者可考虑补充心肌酶谱的检查。作为少见卒中原因的筛查，可以进行血沉、同型半胱氨酸、免疫、感染等相关指标的检测。

（3）脑结构影像：所有疑诊 TIA 或卒中患者应尽快完成诊断性脑结构影像学检查。头颅 CT 是国内最普及的影像学手段，可以迅速排除脑出血，但是它对于后循环的脑梗死缺乏敏感度。有条件的医院可以做头 MRI（T_1、T_2、Flair、DWI 和 SWI/T_2），其中弥散成像（DWI）最重要。与 CT 和常规 IRI 相比，DWI 的主要优点是：①最快可以在梗死后数分钟内显示超急性期缺血病灶。②能发现 T_2 加权像无法识别的小的皮质梗死或脑干梗死，结合常规 MRI 区别新旧梗死灶。SWI 或 T_2 能够敏感探测微量出血的存在，它与高龄、高血压、脑小血管病等因素相关。

脑梗死病灶图案的分类有助于分析判断导致脑梗死的源头从而有助于最终的病因诊断。譬如，若梗死灶同时累及双侧颈内动脉系统或者前后循环系统，通常考虑来源于心脏或主动脉弓的栓塞；若仅限于一侧颈内动脉系统，表现为多发梗死，则来源于大脑中动脉、颈内动脉可能性大，但是主动脉弓以及心脏也有可能；若为单发基底节病灶，则穿支动脉病变或其载体动脉病变堵塞穿支的可能性最大。

（4）血管评估：卒中患者的直接血管评估包括颈部和颅内动脉，少数患者需要评估主动脉弓；作为患者全身粥样硬化评估的一部分，在必要时，下肢血管和冠状动脉也可以进行评估。常见评估方法有数字减影血管造影（DSA）、常规 MRA、CTA、增强 MRA（CEMRA）、颈动脉超声和 TCD。

DSA 仍然是诊断颅内外动脉狭窄的金标准，传统的 DSA 只包括正、侧位，新一代的 DSA 则可以进行三维旋转成像和重建图像，从而提供更多的测量信息，并且提高了探测狭窄血管的敏感性。但是，DSA 是有创的，通常不作为一线检查方法。只有在考虑可能进行介入治疗，或者无创血管检查不能充分建立诊断时才进行。

磁共振血管成像（MRA）是一种无创的检查颅内外血管的高敏感度的手段，先进的 MRA 可以通过增强剂提高敏感性，并辨别血管内血流的方向。MRA 的缺点是有可能会高估狭窄程度，一些血流速度缓慢或弯曲的血管部位有可能被误认为是病理狭窄。对于颈部狭窄动脉，常规 MRA 的敏感度和特异度可以达到 92.2% 和 75.7%；对于颅内狭窄动脉，MRA 的敏感度和特异度可以达到 92% 和 91%。

CTA 是近年来发展很快的一项血管评估手段。通过静脉注入造影剂，CTA 可以同时显示心脏、主动脉弓、颈动脉系统、颅内动脉系统的病变，并且可以三维重建。对于诊断颈动脉狭窄（70%~99%），CTA 的敏感度和特异度可达 85% 和 93%；对于颅内血管狭窄敏感度可达 97.1% 以上，特异度 99.5% 以上。

颈动脉超声是一种快速、无创、可床旁操作并便于动态随访的检查手段。它可以准确地判断颈部血管狭窄或闭塞，敏感度和特异度可达 94% 和 77%，已成为颈动脉内膜剥脱术术前决策的重要部分。彩色超声通过形态学、斑块回声形状可以对斑块成分作出判断，因此它也是评价颈部血管粥样斑块稳定性的常用手段。彩超的局限性在于它在很大程度上依赖操作者的技术水平，因此，不同的医学中心其准确性有可能不同。

经颅多普勒超声（TCD）是一项无创性脑动脉狭窄的检测方法，同颈动脉超声一样具有快速、可床旁操作并便于动态随访的优点，但对操作者依赖性强。TCD 可以判断颅底 Willis 环大部分管径减少超过 50% 的颅内血管狭窄。TCD 也是唯一能检测脑血流中微栓子的方法，该微栓子信号在大动脉病变中尤为常见，在颈内动脉狭窄患者，微栓子信号是再发卒中和 TIA 的独立危险因素。颞窗狭小或缺失是限制 TCD 的主要瓶颈，在后循环的评价上，TCD 的特异性也相对较低。

对于具有熟练超声技术的医院，联合颈动脉彩超和 TCD 可作为卒中患者血管病变的一线评估方法。对于有条件的医院，在超声血管评价基础上的脑灌注成像和血管管壁成像可以为临床决策提供更多的信息。

（5）心脏评估：无论是否有心脏病史，所有缺血性卒中患者都应进行至少一次心电图检查，有条件的医院也可将 24 小时 Holter 检查作为常规检查，以期望发现更多的心房颤动患者。超声心动图有助于发现器质性心脏疾病。经胸超声心动图 TTE 能很好地检测到附壁血栓，尤其位于左心室心尖部；对心肌梗死后室性附壁血栓的患者，该检查敏感性和特异性均 >90%。经食管超声（TOE）比 TTE 具有更高的检测敏感度。对于不明原因的卒中患者，TOE 是卵圆孔未闭（PFO）诊断的金标准，此外，PFO 还可以由 TCD 盐水激发试验来诊断。

（6）危险分层的评估：危险因素的不同决定了患者卒中再发的风险也有所差别。目前临床上应用危险因素进行分层的有以下工具：Essen 卒中危险评分（ESRS）主要用来评价非心源性卒中的危险评分，ABCD^2 则主要用来对 TIA 卒中复发进行风险评估，见表 2-5。

表 2-5　Essen 卒中危险评分（ESRS）

危险因素或疾病	分数
年龄 65~75 岁	1
年龄 >75 岁	2
高血压病	1
糖尿病	1
既往心肌梗死	1
其他心血管病（除心肌梗死和心房颤动）	1
周围血管病	1
吸烟	1
除本次事件之外的既往 TIA 或缺血性卒中	1

注：低危，0~2 分；高危，3~6 分；极高危，7~9 分。

（7）神经功能缺损评分：目前最常用的神经功能缺损评估是美国国立卫生研究院卒中量表（表 2-6）。该表使用简便，能被护士和医生很快掌握，几乎不引起疲劳，可在一天内多次检查。该量表对于前循环闭塞患者的严重程度评估及对于急性期的治疗具有指导意义。

表 2-6 美国国立卫生研究院卒中量表（NIHSS）

项目	评分标准	得分
1a. 意识水平 即使不能全面评价（气管插管、语言障碍、气管创伤、绷带包扎等），检查者也必须选择1个反应。只在患者对有害刺激无反应时（不是反射），记录3分	0=清醒，反应敏锐 1=嗜睡，最小刺激能唤醒患者完成指令、回答问题或有反应 2=昏睡或反应迟钝，需要强烈反复刺激或疼痛刺激才能有非固定模式的反应 3=仅有反射活动或自发反应，或完全没反应、软瘫、无反应	
1b. 意识水平提问（仅对最初回答评分，检查者不要提示） 询问患者月份、年龄。回答必须正确，不能大致正常。失语和昏迷者不能理解问题记2分，患者因气管插管、气管创伤、严重构音障碍、语言障碍或其他任何原因不能说话者（非失语所致）记1分	0=都正确 1=正确回答一个 2=两个都不正确或不能说	
1c. 意识水平指令 要求患者睁眼、闭眼；非瘫痪手握拳、张手。若双手不能检查，用另一个指令（伸舌）。仅对最初的反应评分，有明确努力但未完成也给评分。若对指令无反应，用动作示意，然后记录评分。对创伤、截肢或其他生理缺陷者，应给予一个适宜的指令	0=都正确 1=正确完成一个 2=都不正确	
2. 凝视 只测试水平眼球运动。对自主或反射性（眼头）眼球运动记分。若眼球侧视能被自主或反射性活动纠正，记录1分。若为孤立性外周神经麻痹（Ⅲ、Ⅳ、Ⅴ），记1分。在失语患者中，凝视是可测试的。眼球创伤、绷带包扎、盲人或有视觉或视野疾病的患者，由检查者选择一种反射性运动来测试。建立与眼球的联系，然后从一侧向另一侧运动，偶能发现凝视麻痹	0=正常 1=部分凝视麻痹（单眼或双眼凝视异常，但无被动凝视或完全凝视麻痹） 2=被动凝视或完全凝视麻痹（不能被眼头动作克服）	
3. 视野 用手指数或视威胁方法检测上、下象限视野。如果患者能看到侧面的手指，记录正常。如果单眼盲或眼球摘除，检查另一只眼。明确的非对称盲（包括象限盲），记1分。患者全盲（任何原因）记3分，同时刺激双眼。若人濒临死亡记1分，结果用于回答问题11	0=无视野缺失 1=部分偏盲 2=完全偏盲 3=双侧偏盲（全盲，包括皮质盲）	
4. 面瘫 言语指令或动作示意，要求患者示齿、扬眉和闭眼。对反应差或不能理解的患者，根据有害刺激时表情的对称情况评分。有面部创伤/绷带、经口气管插管、胶布或其他物理障碍影响面部检查时，应尽可能移至可评估的状态	0=正常 1=最小（鼻唇沟变平、微笑时不对称） 2=部分（下面部完全或几乎完全瘫痪，中枢性瘫） 3=完全（单或双侧瘫痪，上下面部缺乏运动，周围性瘫）	

续表

项目	评分标准	得分
5. 上肢运动 上肢伸展：坐位90°，卧位45°。要求患者坚持10秒；对失语的患者用语言或动作鼓励，不用有害刺激。评定者可以抬起患者的上肢到要求的位置，鼓励患者坚持	0=上肢于要求位置坚持10秒，无下落 1=上肢能抬起，但不能维持10秒，下落时不撞击床或其他支持物 2=能对抗一些重力，但上肢不能达到或维持坐位90°或卧位45°，较快下落到床上 3=不能抗重力，上肢快速下落 4=无运动 9=截肢或关节融合 5a 左上肢 5b 右上肢	
6. 下肢运动 下肢卧位抬高30°，坚持5秒；对失语的患者用语言或动作鼓励，不用有害刺激。评定者可以抬起患者的上肢到要求的位置，鼓励患者坚持	0=于要求位置坚持5秒，不下落 1=在5秒末下落，不撞击床 2=5秒内较快下落到床上，但可抗重力 3=快速落下，不能抗重力 4=无运动 9=截肢或关节融合 6a 左下肢 6b 右下肢	
7. 共济失调 目的是发现双侧小脑病变的迹象。实验时令患者双眼睁开，若有视觉缺损，应确保实验在无缺损视野内进行。双侧指鼻、跟膝胫试验，共济失调与无力明显不呈比例时记分。如患者不能理解或肢体瘫痪不记分。盲人用伸展的上肢摸鼻。若为截肢或关节融合，记录9分，并解释清楚	0=没有共济失调 1=一侧肢体有 2=两侧肢体均有 9=截肢或关节融合	
8. 感觉 用针检查。测试时，用针尖刺激和撤除刺激观察昏迷或失语患者的感觉和表情。只对于卒中有关的感觉缺失评分。偏身感觉丧失者需要精确检查，应测试身体多处部位：上肢（不包括手）、下肢、躯干、面部。严重或完全的感觉缺失，记2分。昏迷或失语者可记1或0分。脑干卒中双侧感觉缺失记2分。无反应及四肢瘫痪者记2分。昏迷患者（1a=3）记2分	0=正常，没有感觉缺失 1=轻到中度，患侧针刺感不明显或为钝性或仅有触觉 2=严重到完全感觉缺失，面、上肢、下肢无触觉	
9. 语言 命名、阅读测试。要求患者说出物品名称、读所列的句子。从患者的反应以及一般神经系统检查中对指令的反应判断理解能力。若视觉缺损干扰测试，可让患者识别放在手上的物品，重复和发音。气管插管者手写回答。昏迷患者（1a=3），3分，给恍惚或不合作者选择一个记分，但3分仅给哑人或一点都不执行指令的人	0=正常，无失语 1=轻到中度：流利程度和理解能力有一些缺损，但表达无明显受限。 2=严重失语：交流是通过患者破碎的语言表达，听者须推理、询问、猜测，能交换的信息范围有限，检查者感交流困难， 3=哑或完全失语，不能讲或不能理解	

续表

项目	评分标准	得分
10. 构音障碍 不要告诉患者为什么做测试。读或重复附表上的单词。若患者有严重的失语，评估自发语言时发音的清晰度。若患者气管插管或其他物理障碍不能讲话，记9分。同时注明原因	0=正常 1=轻到中度，至少有一些发音不清，虽有困难，但能被理解 2=言语不清，不能被理解 9=气管插管或其他物理障碍	
11. 忽视症 若患者严重视觉缺失影响双侧视觉的同时检查，皮肤刺激正常，则记分为正常。若患者失语，但确实表现为关注双侧，记分正常。通过检验患者对左右侧同时发生的皮肤感觉和视觉刺激的识别能力来判断患者是否有忽视。把标准图显示给患者，要求他来描述。医生鼓励患者仔细看图，识别图中左右侧的特征。如果患者不能识别一侧图的部分内容，则定为异常。然后，医生请患者闭眼，分别测上或下肢针刺觉来检查双侧皮肤感觉。若患者有一侧感觉觉忽略则为异常	0=没有忽视症 1=视、触、听、空间觉或个人的忽视；或对任何一种感觉的双侧同时刺激消失 2=严重的偏身忽视；超过一种形式的偏身忽视；不认识自己的手，只对一侧空间定位	
总计		

四、诊断和鉴别诊断

脑梗死的诊断主要依据临床表现和影像检查两方面。急性起病，迅速达高峰的局灶性神经功能缺损，后者符合血管分布特征，头颅 CT 或 MRI（特别是 DWI）未见出血改变，或者出现典型的低密度责任病灶，除外其他疾病，基本可以诊断。头颅磁共振+弥散加权成像（DWI）对于早期脑梗死的诊断具有特异性，即 DWI 显示病灶处高信号，相应的表观弥散系数（ADC）值减低的影像特征。因此临床表现不典型，或疑诊后循环脑梗死时，及时的 DWI 成像检查非常必要。

需要分析梗死灶类型及关注受累血管分布，并最终作出脑梗死的病因诊断。梗死灶类型：皮质梗死或区域性梗死、分水岭梗死和穿支动脉区梗死。梗死灶还应区分为单一或多发梗死。头颅 CT 对皮质微小梗死灶以及某些内分水岭区梗死灶不敏感，因此，头颅 CT 仅发现穿支动脉区梗死灶，未必表示其他部位没有梗死灶，因为梗死灶类型和分布对于造成梗死灶的源头及最终的病因诊断很重要。受累血管分布是否仅限于前循环、仅限于后循环或前后循环均累及。受累血管分布不同也往往有提示病变源头的价值。

脑梗死不是一种病，而是由多种疾病导致的综合征，因此，对于每一个脑梗死患者，都应尽可能找到导致卒中的病因。病因学分型中应用最广的依然是 TOAST 分型以及在此基础上的改良分型。脑梗死病因区分为：大动脉粥样硬化性、心源性栓塞、小动脉闭塞、其他病因和病因不明。以下从不同病因学角度出发，分析不同病因导致脑梗死的临床特点、梗死灶分布特点、诊断依据、注意要点等。

1. 大动脉粥样硬化性脑梗死　因主动脉弓和颅内外大动脉粥样硬化性狭窄或粥样硬化斑块不稳定而导致的脑梗死，是缺血性卒中最常见的亚型。以下分别阐述主动脉弓、颈内动脉、大脑中动脉和椎-基底动脉粥样硬化性脑梗死的诊断。

（1）主动脉弓粥样硬化性：主动脉弓相关脑梗死有时容易忽视，临床表现无特异性，有时表现同颈部或颅内动脉粥样硬化性梗死，症状出现在一侧颈内动脉供血区或仅限于后循环，有时表现同心源性栓塞，可同时出现前后循环受累的临床表现。如果影像学检查病灶仅累及单一系统动脉的分布区，譬如仅累及一侧颈内动脉分布区或仅累及后循环分布区，梗死灶为皮质、流域性或多发梗死，但其近端相应颅内外大动脉未发现能解释病灶的严重狭窄性病变，且已排除心房颤动等心源性栓塞的潜在原因，此时应高度怀疑主动脉弓病变。或者病灶同时累及双侧前循环或前后循环均累及，而且已排除心房颤动等心源性栓塞的潜在原因，此时也应高度怀疑主动脉弓病变。经食管超声、高分辨磁共振及多排 CT 发现主动脉弓粥样硬化易损斑块（斑块≥4 mm，或有血栓形成）可以帮助诊断。研究发现隐源性卒中患者主动脉弓发现溃疡斑块的概率明显高于已知病因的卒中及对照组，提示临床上隐源性卒中患者需要注意主动脉弓的筛查。

（2）颈内动脉粥样硬化性狭窄导致脑梗死：临床可表现为累及该动脉供血区的 TIA 或脑梗死，临床表现多样，症状与被堵塞的颅内动脉有关，最常见的是累及大脑中动脉供血区的某个或数个分支供血区所导致的症状。影像学上梗死病灶的分布可以是大脑中或大脑前动脉的皮质或流域性梗死、分水岭区梗死（内分水岭、前分水岭或后分水岭），或包括穿支动脉区梗死在内的多发梗死灶。在基底节区（深穿支动脉区）出现孤立梗死灶也有，但相对较少。当同侧 PCA 属于胚胎型时，即 PCA 起源于颈内动脉，病灶尚可位于同侧 PCA 分布区，此时就可能表现为前后循环都有梗死病灶，临床需要注意与心源性栓塞鉴别。此外如果病史中存在偏瘫肢体对侧单眼发作性黑矇时，需要高度警惕 ICA 狭窄可能，及时的血管评估非常必要。颈动脉超声、CTA、MRA 或 DSA 等检查发现病灶同侧的 ICA 狭窄或有明确的易损斑块，结合上述症状及梗死灶分布基本可以诊断。当病灶仅分布于 MCA 供血区且合并存在同侧 MCA 狭窄时则需要鉴别责任动脉是 ICA 还是 MCA。如果梗死灶仅位于深穿支动脉区，则 MCA 为责任动脉的可能性比较大，如果梗死灶为其他类型，ICA 与 MCA 斑块部位的高分辨磁共振及 TCD 多深度微栓子监测（如果 MCA 狭窄前和狭窄后都有微栓子信号则提示 ICA 是责任动脉，如果仅在狭窄后监测到微栓子信号而狭窄前没有微栓子信号，则 MCA 是责任动脉的可能性更大）可能有助于鉴别，但有时鉴别还是非常困难。

（3）大脑中动脉粥样硬化狭窄导致脑梗死：临床主要表现为该供血区某一分支或某几个分支受累的症状。病灶分布有以下多种可能：基底节区或侧脑室旁的单发梗死灶（穿支动脉区梗死）、半卵圆中心或放射冠的内分水岭梗死、还可以出现前分水岭和后分水岭梗死，也可以出现上述类型混合的多发梗死灶，但一般不会出现包括整个大脑中动脉供血区的大面积脑梗死，以区别于近端栓塞源如颈内动脉、主动脉弓或心源性所致的大脑中动脉主干栓塞。血管影像检查证实梗死病灶同侧 ICA 粥样硬化性狭窄，结合以上特征可以考虑 MCA 狭窄所致脑梗死。在大脑中动脉粥样硬化性病变所致脑梗死中，穿支动脉孤立梗死灶是一常见类型，未做血管影像检查之前根据梗死病灶的大小是无法与穿支动脉自身病变所导致的梗死（也称作小动脉闭塞或腔梗）鉴别的，因此，即使梗死灶仅发生在穿支动脉区，即使头颅 CT 或 MRI 或 DWI 报告"腔梗"，也不能因此而不做血管检查，因为这样的梗死灶完全有可能是这条深穿支动脉的载体动脉（大脑中动脉）粥样病变所致。另外需要注意的是当病灶位于内囊后肢外侧时，需要与脉络膜前动脉梗死鉴别。

（4）椎和基底动脉：临床表现为椎或基底动脉的某一分支或数个分支或主干闭塞的症状和体征。影像学病灶符合以下情况：双侧中脑、丘脑，枕叶及颞叶内侧多发梗死；单侧枕叶皮质大面积梗死；单侧或双侧丘脑梗死；单侧或双侧小脑半球梗死、脑桥梗死等。血管检查发现相应的 BA 或 VA 动脉粥样硬化性狭窄可以诊断。但如果仅为一侧椎动脉闭塞，对侧椎动脉和基底动脉都正常，而梗死灶发生在基底动脉供血区，则需要考虑是否为其他源头所致，譬如主动脉弓或心源性栓塞。与大脑中动脉粥样硬化性狭窄相似，基底动脉粥样硬化性狭窄也可导致穿支动脉孤立梗死灶（脑桥梗死），未做血管影像检查之前根据梗死病灶的大小是无法与穿支动脉自身病变所导致的梗死鉴别的，因此，即使梗死灶仅发生在脑桥，即使头颅 CT 或 MRI 或 DWI 报告"腔梗"，也不能因此而不做血管检查，因为这样的梗死灶完全有可能是这条深穿支动脉的载体动脉（基底动脉）粥样病变所致。锁骨下动脉狭窄及椎-锁骨下动脉盗血现象的存在有可能会导致后循环 TIA，但不容易导致后循环梗死，当患者发生后循环梗死，但后循环动脉检查如果仅仅发现一侧锁骨下动脉狭窄而椎及基底动脉均正常时，该狭窄动脉未必是导致梗死灶的原因，尚需要进一步查其他源头，譬如主动脉弓或心源性。

2. **心源性栓塞** 因心脏的各种疾病而导致的脑梗死。起病急骤，病情相对重。临床表现为累及一侧前循环、累及一侧后循环或前后循环均累及的相应症状和体征。影像学病灶分布：多为 MCA 供血区流域性梗死，易出现梗死后出血；皮质多发小梗死灶亦可见到；如果出现整个大脑中动脉区域的大面积梗死或双侧半球/前后循环同时出现多发病灶时要高度怀疑心源性栓塞。如果同时伴随其他部位的栓塞，则心源性栓塞的可能性更大。患者既往有心房颤动病史或病后心电图发现心房颤动，根据临床表现及上述梗死灶影像学检查基本可以诊断为心房颤动所致心源性栓塞。心源性栓塞的梗死灶也可仅累及一侧颈内动脉或仅限于后循环分布区，此时需要与颈内动脉系统或后循环系统大动脉病变所致脑梗死鉴别。如果梗死灶的供血动脉无明确狭窄性病变，则倾向于心源性栓塞。由于心源性栓塞除最常见的心房颤动之外还有其他原因，以及心源性栓塞还要与主动脉弓栓塞鉴别，因为两者在梗死灶分布上并无区别，因此当疑诊心源性栓塞，常规心电图又未发现有心房颤动，此时进行以下检查有助于检出更多潜在的心源性栓塞疾病或主动脉弓病变：心电监测、延长心电监测时间、经胸超声心动图、经食管超声心动图等。

3. **小动脉闭塞** 因为小动脉或深穿支动脉自身病变导致的梗死。临床多表现各种类型的腔隙综合征，如偏瘫、偏身感觉障碍、构音障碍-手笨拙综合征及共济失调性轻偏瘫等，影像学病灶单发，常位于 MCA、ACA、PCA 及 BA 穿支动脉供血区，如基底节、脑桥和丘脑等，血管检查显示发出该穿支动脉的载体动脉无狭窄或无动脉粥样硬化斑块，可以考虑小动脉闭塞的诊断。颈内动脉狭窄有可能导致同侧基底节孤立梗死灶，椎动脉狭窄也有可能导致脑桥孤立梗死灶，或心源性栓塞也有可能导致上述孤立梗死灶，但这样的机会不大。当临床上反复刻板发作的一侧肢体无力且大血管检查完全正常时，需要警惕内囊或脑桥预警综合征的可能，因为进一步内囊单发梗死的概率高。

4. **其他病因** 这类疾病的特点是种类繁多，发病率低，治疗上缺少循证医学证据，但却是儿童和青年人卒中的重要原因。由于种类繁多，各种疾病又都有其特殊性，难以一一描述。以下仅对动脉夹层和烟雾病的特点进行简单描述。动脉夹层：急性起病，近期有外伤史，伴头痛或颈痛的局灶性神经功能缺损，尤其无高危因素的青年患者，需要高度警惕夹层所致梗死的可能。颈内动脉夹层常见大脑中动脉分布区梗死，椎动脉夹层常见延髓梗死，多表现延髓背外侧综合征，急性期 CTA 和 DSA 可以辅助诊断。烟雾病：儿童、青年和成年人都可发病，血管造影显示双侧颈内动脉末端/大脑中/前动脉狭窄或闭塞，伴颅底烟雾血管形成，临床可表现为缺血也可表现为出血，诊断主要依据特征性的血管影像改变，DSA、MRA 和 CTA 均有助于诊断。

尽管经过了详细的心脏、血管、血液化验等一系列检查，仍然有一部分脑梗死的病因得不到诊断，属于病因不明的脑梗死。

脑梗死急性期需要与其他急性起病，表现类似的疾病进行鉴别，如脑出血、脑肿瘤、脑炎、代谢性脑病等，尤其当临床症状以皮质受累为主时需要注意，如脑梗死以癫痫发作、精神症状或者头痛起病时，有时临床很难与脑炎等疾病鉴别，需要详细询问病史，包括既往史及进一步的影像检查来鉴别。另外，心脏疾病如阿-斯综合征，严重心律失常如室上性心动过速、室性心动过速、多源性室性期前收缩、病态窦房结综合征等，可以因为阵发性全脑供血不足，出现意识丧失，有时需要与急性后循环梗死鉴别，后者常常伴有神经系统局灶性症状和体征，进行心电图和超声心动图检查有助于鉴别。

五、治疗

1. 急性期的治疗

（1）一般治疗：卒中一般支持治疗的主要目的是尽量维持患者的内环境稳定，为卒中的特异性治疗和卒中康复创造条件。卒中的所有早期治疗可以在卒中单元中进行。目前认为，它是组织化卒中管理较好的形式。常规的一般治疗包括纠正低氧血症、及时处理心脏病变、积极控制感染和体温升高（>38 ℃给予降温）、重视营养支持等。

卒中早期的高血压处理仍没有定论，普遍认为急骤降压有可能加重卒中。作为溶栓前准备，应使收缩压<180 mmHg、舒张压<100 mmHg。血压持续升高，收缩压≥200 mmHg或舒张压≥110 mmHg，或伴有严重心功能不全、主动脉夹层、高血压脑病，可予以谨慎降压治疗，并严密观察血压变化，必要时可静脉使用短效药物（拉贝洛尔、尼卡地平等）。

约40%的患者存在脑卒中后高血糖，预后不良。在血糖超过11.1 mmol/L时给予胰岛素治疗。低血糖可直接导致脑缺血损伤和水肿加重，同样对预后不利。因此，血糖低于2.8 mmol/L时给予10%~20%葡萄糖口服或注射治疗。

（2）溶栓治疗及血管内治疗：从1995年NINDS实验开始，到2008年ECASSⅢ研究，国际上多项随机、双盲、对照研究证实了超早期t-PA静脉溶栓治疗（0.9 mg/kg，最大剂量90 mg，其中10%在最初1分钟内静脉推注，其余持续滴注1小时）的有效性，时间窗由3小时延长到了4.5小时。我国"九五"攻关课题"急性缺血性脑卒中6小时内的尿激酶静脉溶栓治疗"证实了尿激酶（100~150 WU，溶于生理盐水100~200 mL，持续静脉滴注30分钟）的治疗作用，目前逐渐被rt-PA静脉溶栓所替代。对于大动脉急性闭塞患者，在有条件的医院，在静脉溶栓的基础上行血管内治疗，包括：机械取栓术、碎栓术、吸栓术及动脉内溶栓，可将治疗的时间窗延长至6小时甚至更长，目前大规模的临床试验仍在进一步研究中。静脉溶栓及血管内治疗的主要风险是颅内出血，约占6%。对于静脉溶栓及血管内治疗适应证的严格把握及操作的熟练有助于减少这一并发症。

（3）抗血小板治疗：多项大样本研究证实了脑卒中后48小时内口服阿司匹林（150~300 mg/d）的疗效。阿司匹林能显著降低随访期末的病死率或残疾率，减少复发，但会轻度增加症状性颅内出血的风险。对不能耐受阿司匹林者，可考虑选用氯吡格雷等抗血小板治疗。

（4）恶性大面积脑梗死的减压治疗：严重脑水肿和颅内压增高是急性重症脑梗死的常见并发症。对于发病48小时内，60岁以下的恶性大脑中动脉梗死伴严重颅内压增高，外科减压术可以降低死亡率和致残程度。对压迫脑干的大面积小脑梗死患者也可考虑积极外科干预。

（5）其他治疗：多项抗凝治疗的研究发现，它不能降低卒中病死率和致残率，但对于严重偏瘫的患者，抗凝治疗可以用于防治下肢静脉血栓形成和肺栓塞。有关降纤、扩容、神经保护、中医药的卒中治疗研究正在进行，但目前还没有足够的证据广泛应用于临床。

2. 卒中的二级预防 即卒中复发的预防，应该从急性期就开始实施。卒中二级预防的

关键在于对卒中病因的诊断及危险因素的认识，针对不同病因，对不同复发风险的患者进行分层，制订出具有针对性的个体化的治疗方案。

（1）危险因素控制主要包括：①对于高血压患者，在参考高龄、基础血压、平时用药、可耐受性的情况下，降压目标一般应该达到≤140/90 mmHg，理想应达到≤130/80 mmHg。②糖尿病血糖控制的靶目标为 HbA1c<6.5%，但对于高危 2 型糖尿病患者要注意血糖不能降得过低，以免增加死亡率。③胆固醇水平升高或动脉粥样硬化性患者，应使用他汀类药物，目标 LDL-C 水平降至 2.07 mmol/L（80 mg/dL）以下或使 LDL-C 下降幅度达到 30%~40%。④戒烟限酒、增加体育活动、改良生活方式。

（2）大动脉粥样硬化患者的非药物治疗：这种卒中是复发率最高的分型。尽管高危因素的药物控制可以降低该类卒中的复发，但是部分内科治疗无效的患者需要考虑介入或者外科干预治疗。主要包括①症状性颈动脉狭窄 70%~99% 的患者，可考虑颈动脉内膜剥脱术（CEA），术后继续抗血小板治疗。②对于无条件做 CEA 时、有 CEA 禁忌或手术不能到达、CEA 后早期再狭窄、放疗后狭窄可考虑行颈动脉支架置入术（CAS）。支架置入术前给予氯吡格雷和阿司匹林联用，持续至术后至少 1 个月。

（3）心源性栓塞的抗栓治疗：心源性栓塞所致卒中的二级预防基础是抗凝，从传统的口服华法林到凝血酶抑制药，依从性好的患者可以将卒中复发的概率降低 2/3。华法林的目标剂量是维持 INR 在 2.0~3.0，而凝血酶抑制药则可以不必检查 INR。对于不能接受抗凝治疗的患者，可以使用抗血小板治疗。

（4）非心源性卒中的抗栓治疗：大多数情况均给予抗血小板药物进行二级预防。药物的选择以单药治疗为主，氯吡格雷（75 mg/d）、阿司匹林（50~325 mg/d）都可以作为首选药物；有证据表明氯吡格雷优于阿司匹林，尤其对于高危患者获益更显著，但是会大幅度增加治疗花费。长期应用双重抗血小板药物（>3 个月），可能会增加出血风险，但对于有急性冠状动脉疾病（不稳定型心绞痛，无 Q 波心肌梗死）或近期有支架成形术的患者，可以联合应用氯吡格雷和阿司匹林。

（5）其他特殊情况：一些卒中具有非常见的病因，此类患者需要根据具体病因学进行处理。动脉夹层患者发生缺血性卒中后，可以选择抗凝治疗血小板或抗血小板治疗。常用抗凝治疗的方法为：静脉肝素，维持 APTT 50~70 秒或低分子量肝素治疗；随后改为口服华法林抗凝治疗（INR 2.0~3.0），通常使用 3~6 个月。药物规范治疗后仍有复发的患者可以考虑血管内治疗或者外科手术治疗。

不明原因的缺血性卒中/TIA 合并卵圆孔未闭的患者，多使用抗血小板治疗。如果合并存在下肢静脉血栓形成、房间隔瘤或者存在抗凝治疗的其他指征，如心房颤动、高凝状态，可以华法林治疗（目标 INR 2.0~3.0）。

伴有高同型半胱氨酸血症（空腹血浆水平≥16 μmol/L）的卒中患者，每天给予维生素 B_6、维生素 B_{12} 和叶酸口服可以降低同型半胱氨酸水平。尽管降低同型半胱氨酸水平在卒中一级预防中的证据较充分，其是否可以降低卒中复发证据仍需进一步研究。

3. 康复 原则上在卒中稳定后 48 小时就可以由专业康复医生进行。有条件的医院可以在脑卒中早期阶段应用运动再学习方案来促进脑卒中运动功能恢复。亚急性期或者慢性期的卒中患者可以使用强制性运动疗法（CIMT）。减重步行训练可以用于脑卒中后 3 个月后轻到中度步行障碍的患者。卒中后进行有效的康复能够减轻功能上的残疾，是脑卒中组织化管理中不可或缺的关键环节。

（张　园　张正霞）

第三章

周围神经疾病

第一节 脊神经疾病

一、单神经病及神经痛

单神经病是单一神经病损产生与该神经分布一致的临床症状。神经痛是受损神经分布区疼痛，分为特发性与症状性两类。特发性神经痛是受损神经分布区的特发性疼痛，通常神经传导功能正常，无病理形态学改变；症状性神经痛是多种病因所致神经病的早期症状，可以无明显感觉及运动功能缺失，需要仔细查找脊椎或神经通路上邻近组织的病变。

（一）病因

单神经病主要由于创伤、缺血、物理性损伤和肿瘤浸润等局部病因所致，也可由全身代谢性或中毒性疾病引起。

1. **创伤** 是单神经病最常见的原因。外伤过程中的骨折、脱位、穿通伤及压迫性麻痹均可引起单神经病。急性创伤多为机械性，根据临床表现和病理所见可分为以下三点。①神经失用：是神经外伤导致的暂时性神经传导阻滞，可分为2种，一种为神经短暂缺血而无解剖改变，引起轻度短暂传导阻滞；另一种为节段性脱髓鞘，轴索正常，症状可在2~3周内恢复。②轴索断伤：轴索断离使远端发生沃勒变性，围绕轴索的Schwann细胞和基底层、神经内膜结缔组织正常，轴索可再生恢复功能。③神经断伤：轴索和周围结缔组织支架均断离，仅少部分轴索可再生达到原靶器官，大多数轴索芽支因迷走而形成神经瘤，故恢复慢而不完全。

2. **嵌压综合征** 可以引起单神经病。压迫神经病是因为肿瘤、骨痂、滑膜增厚和纤维带等的压迫所致的周围神经损伤。在上下肢的神经通路中可能通过骨性神经纤维间隙，或纤维间隙、肌肉间隙等，这些间隙由于先天、后天的，或绝对的、相对的狭窄，以及某些动力学因素可造成神经的嵌压。轻微压迫引起脱髓鞘，严重者导致轴索变性。神经通过狭窄的解剖通道并经历反复缩窄性压迫可导致脱髓鞘，称为嵌压性神经病。这类疾病常见的有腕管综合征，胸腔出口综合征，肘管综合征，前骨间神经、后骨间神经麻痹，腓管、跗管综合征以及梨状肌综合征等。

3. **肿瘤浸润** 多指恶性肿瘤侵犯周围神经，如肺尖肿瘤造成的臂丛神经的压迫称为Pancost综合征，卵巢癌造成的坐骨神经痛等。

4. **血管炎** 可导致神经的营养血管循环障碍，引起缺血性神经病。如结节性多动脉炎、系统性红斑狼疮等。

5. **炎性致病因子** 如细菌、病毒、寄生虫等均可侵犯周围神经。

6. **免疫机制引起的神经脱髓鞘性传导阻滞** 如多灶性运动神经病（MMN），伴有神经节苷脂周围神经抗体 GM1 的存在。

7. **其他** 原因不明的单神经病。

（二）治疗

单神经病因病因而异，可根据神经外伤程度和性质选择治疗，神经断伤需进行神经缝合，瘢痕压迫做神经松解术，急性压迫性神经病出现感觉刺激症状，无麻痹体征可保守治疗。神经外伤急性期应用皮质类固醇如泼尼松 30 mg/d 及 B 族维生素、神经生长因子等有助于恢复。

1. **桡神经麻痹** 桡神经由 $C_{5\sim8}$ 组成，支配上肢肱三头肌、肘肌、肱桡肌、旋后肌、指伸肌及拇长展肌等，主要功能是伸肘，伸腕和伸指。

（1）病因：桡神经上段紧贴于肱骨中段背侧桡神经沟，由上臂内侧行至外侧，肱骨干骨折时极易损伤，或骨折后骨痂形成压迫受损；睡眠时以手臂代枕、手术时上臂长时间外展、上臂放置止血带不当等均可导致损伤，铅中毒和乙醇中毒也可选择性损害桡神经。

（2）临床表现：运动障碍典型症状是垂腕，损伤部位不同，表现各异。

1）高位损伤：桡神经在腋下发出肱三头肌分支以上受损产生完全性桡神经麻痹症状，上肢各伸肌完全瘫痪，肘、腕和掌指关节均不能伸直，前臂伸直时不能旋后，手掌处于旋前位；肱桡肌瘫痪使前臂在半旋前位不能屈曲肘关节；垂腕时腕关节不能固定使握力减低，伸指和伸拇肌瘫痪。

2）在肱骨中 1/3 处发出肱三头肌分支以下受损时，肱三头肌功能完好。

3）若损伤肱骨下端或前臂上 1/3 时，肱桡肌、旋后肌、伸腕肌功能保存。

4）前臂中 1/3 以下损伤仅伸指瘫痪而无垂腕。

5）接近腕关节的损伤由于各运动支均已经发出，可不产生桡神经麻痹症状。

桡神经感觉支分布于上臂、前臂、手和手指背面，但由于临近神经的重叠，感觉手背拇指和第一、第二掌间隙极小的区域。

桡神经再生功能良好，治疗后可恢复功能，预后良好。

2. **正中神经麻痹** 正中神经由 $C_6\sim T_1$ 组成，支配旋前圆肌、桡侧腕屈肌、各指屈肌、掌长肌、拇对掌肌及拇短展肌。主要功能是前臂旋前和屈腕、屈指。该神经位置较深，一般不易损伤。

（1）病因：正中神经损伤常见的原因是肘前区静脉注射药物外渗，以及腕部被利器割伤，肱骨或前臂骨折及穿通伤，腕管综合征压迫所致。

（2）临床表现：运动障碍表现为握力和前臂旋前功能丧失。

1）上臂受损时，正中神经支配的肌肉完全身麻醉痹，前臂旋前完全不能，屈腕力弱，拇指、示指、中指不能屈曲，握拳无力；拇指、示指也不能过伸，拇指不能对掌和外展，大鱼际肌萎缩，状如猿手；因手指功能受到严重损害，持物困难。手指大部分感觉丧失，表明手的伤残很重。

2）损伤位于前臂中 1/3 或下 1/3 时，旋前圆肌、腕屈肌、指屈肌功能仍可保存，运动障碍仅限于拇指外展、屈曲和对掌。

感觉障碍区主要在桡侧手掌及拇指、示指、中指的掌面，无名指的桡侧一半和示指、中指末节的背面。正中神经富于交感神经纤维，故损伤后易发生灼性神经痛。

腕管综合征的压迫可致正中神经麻痹，腕管由腕屈肌支持带与腕骨沟围成，正中神经走行其间，受压可发生桡侧三指的感觉障碍及麻木、疼痛和鱼际肌瘫痪。多见于中年女性，右侧多见。劳动后加剧，休息后减轻。治疗应局部制动，掌侧用夹板固定腕关节于中间位，可服用吲哚美辛、布洛芬等非类固醇抗炎剂。严重者可在腕管内注射泼尼松龙 0.5 mL 加 2%普鲁卡因 0.5 mL，每周 1 次。2 次以上无效时，并肌电图显示鱼际肌呈失神经支配，宜手术治疗。

3. **尺神经麻痹** 尺神经由 $C_8 \sim T_1$ 组成，支配尺侧腕屈肌、指深屈肌尺侧一半、小鱼际肌、拇收肌及骨间肌等；并支配小指和环指尺侧及尺侧一半手背的感觉。

（1）病因：尺神经损害可见于压迫、外伤、麻风等，它在肱骨内上髁后方及尺骨鹰嘴处最表浅，刀伤或骨折易受累；肱骨内上髁发育异常及肘外翻畸形、长期以肘支撑劳动易损伤之。肘管综合征也很常见，在上肢单神经病的发病率仅次于腕管综合征。

（2）临床表现：尺神经损伤的典型表现是手部小肌肉运动功能丧失，影响手指的精细动作。

1）尺侧腕屈肌麻痹而桡侧腕屈肌有拮抗作用，使手向桡侧偏斜。

2）拇收肌麻痹而拇展肌有拮抗作用，使拇指处于外展状态。

3）由于伸肌过度收缩，使手指的基底节过伸，末节屈曲，小鱼际平坦，骨间肌萎缩凹陷，手指分开、合拢受限，小指动作丧失，呈外展位，各指精细动作丧失，第 4~5 指不能伸直呈屈曲位，状如爪形手。

4）尺神经在前臂中 1/3 和下 1/3 受损时，仅见手部小肌肉麻痹。

感觉障碍在手背尺侧一半、小鱼际、小指和无名指尺侧一半。尺神经、正中神经、肌皮神经和肱动脉的起始段彼此紧密地连在一起，成为一血管神经束，常合并受伤。

（3）治疗：肘管综合征处理包括肘部用夹板固定，并用非类固醇抗炎剂，如 3~4 个月后无效，应考虑手术减压。

4. **腓总神经损害** 腓总神经由 $L_4 \sim S_3$ 组成，在大腿下 1/3 从坐骨神经分出，在腓骨头处转向前方，分出腓肠外侧皮神经分布于小腿的侧面，然后形成腓浅神经和腓深神经，前者支配腓骨长肌和腓骨短肌，后者支配胫骨前肌、拇长伸肌、拇短伸肌和趾短伸肌。可使足背屈、足外展及内收、伸拇趾等。

（1）病因：腓浅神经和腓深神经可因外伤、牵拉受损。腓总神经绕过腓骨颈部最易受损，可因穿通伤腓骨头骨折、铅中毒、各种原因的压迫（石膏固定、盘腿坐、跪位和蹲位的时间过久）等引起。

（2）临床表现：腓总神经麻痹的临床特点是①足和足趾不能背屈，足下垂，步行时举足高，足尖先落地，呈跨阈步态；不能用足跟行走。②感觉障碍在小腿前外侧和足背。

（3）治疗：腓神经麻痹内翻垂足可行局部封闭，2%普鲁卡因 5~10 mL，加的士宁 1 mg 在腓骨小头前方阳陵泉穴封闭，或用加兰他敏 2.5 mg 封闭，促使肌力恢复。针灸、理疗及药物离子透入等也可应用。严重内翻垂足可带小腿矫形器或穿矫形鞋，完全身麻醉痹保守治疗无效者可行手术矫正。

5. **胫神经损害** 胫神经由 $L_4 \sim S_3$ 组成，胫神经支配小腿三头肌、腘肌、跖肌、趾长屈肌、胫骨后肌和足底的所有短肌。

（1）临床表现：

1）足和足趾不能背屈、足尖行走困难、足内翻力弱。

2）感觉障碍主要在足底。

（2）治疗：腓总神经和胫神经麻痹的治疗包括如下几点。

1）急性期可用肾上腺皮质激素，如泼尼松每次 10 mg，每天 3 次；地塞米松 5~10 mg，静脉滴注或局部封闭，每天 1 次；神经营养药可用 B 族维生素、神经生长因子等。

2）垂足内翻严重者可行局部封闭，用 2% 普鲁卡因 5~10 mL，加士的宁 1 mg 在腓骨小头前侧阳陵泉穴位封闭；也可用加兰他敏 2.5 mg 封闭，以促使肌力恢复；也可采用针灸、理疗及药物离子透入等。

3）腓神经麻痹产生内翻垂足，可带小腿矫形器或穿矫正鞋；完全身麻醉痹保守治疗无效者可行手术矫正。

6. 枕神经痛　枕大神经、枕小神经和耳大神经分别来自 $C_{2~3}$ 神经，分布于枕部，该分布区内的神经痛统称枕神经痛。

（1）病因：可为上段颈椎病、脊柱结核、骨关节炎、脊髓肿瘤、硬脊膜炎、转移性肿瘤等，也可由上呼吸道感染或扁桃体炎引起，或病因不明。

（2）临床表现：

1）枕神经痛以一侧较多，起于枕部，可向头顶（枕大神经）、乳突部（枕小神经）或外耳（耳大神经）放射，呈持续性钝痛，可有阵发性加剧，也可呈间歇性发作，头颈部活动、咳嗽、喷嚏时可加剧，在枕外隆凸下常有压痛。

2）枕神经分布区可有感觉过敏或减退。

（3）治疗：除针对病因外，可用止痛剂、局部封闭、理疗等对症治疗。

7. 臂丛神经痛　臂丛由 $C_5~T_1$ 脊神经的前支组成，主要支配上肢的感觉和运动。受损时可产生其支配区的疼痛，称为臂丛神经痛。

原发性臂丛神经痛或称臂丛神经炎，泛指肩胛带及上肢疼痛、肌无力和肌萎缩综合征，又称"神经痛性肌萎缩"。其病因未明，多认为是一种变态反应性疾病，可能与感染和疫苗接种有关。

臂丛神经痛的诊断要点如下。

（1）有感染或异种血清、疫苗接种史，多见于成年人。

（2）急性、亚急性起病，病前及发病早期多伴有发热及全身症状。

（3）病初以肩和上肢疼痛为主，继之出现肌无力和肌萎缩。

继发性臂丛神经痛的病因多为臂丛邻近组织病变压迫。神经根压迫可因颈椎病，颈椎间盘突出，颈椎的结核、肿瘤、骨折、脱位，颈髓肿瘤及蛛网膜炎等引起。压迫神经干者有胸腔出口综合征、颈肋及颈部肿瘤、腋窝淋巴结肿大（转移性癌肿）、锁骨骨折、肺沟瘤等，或因臂丛神经外伤引起。各种原因所致臂丛神经痛的临床表现是：肩部及上肢不同程度的疼痛，呈持续性或阵发性加剧；夜间及活动肢体时疼痛明显。臂丛范围内有感觉障碍、肌萎缩和自主神经障碍，腱反射减低。治疗和预后因病因而异。

颈椎病是由于椎间盘退行性病变和椎体骨质的增生性病变，压迫颈神经根和（或）脊髓引起的临床综合征。其临床表现主要有三，即颈痛和强迫头位、臂神经痛及脊髓压迫症状；3 种症状可单独或先后合并发生，其中尤以臂神经痛为多见，也是臂神经痛最常见的原因。随着年龄的增长，椎间盘髓核逐渐脱水，髓核周围的纤维环变性而弹性减少，椎间盘退行性变最终可致纤维环破裂而髓核脱出，椎间盘内压力减低而椎间隙变窄，引起前和（或）后纵韧带宽松，脱出的髓核使韧带与骨膜分离并嵌入其间，以后逐渐纤维化、钙化而形成骨赘，椎体两侧后外方的 Luschka 关节也可有骨赘形成，最后可影响整个椎体的周围。理论上任何脊椎都可发生骨赘，但与支持重力和活动程度有关，故以下颈及腰椎体后侧最明显。

由于胸椎比较固定，紧接其上的下颈椎（颈椎$_{4、5、6}$）的活动范围及损伤机会最大。除年龄因素外，较长时间的颈部不正确姿位，如颈部过仰或过屈（喜卧高枕或某些职业）、颈部肌肉紧张（某些职业或睡眠不良、精神紧张等）、上呼吸道感染等可为颈椎病的诱因。髓核脱出和骨赘形成的结果，椎间孔及椎管变小、变形，使经过椎间孔的神经根和（或）椎管内脊髓受压，后者参见脊髓压迫症。

由于颈椎病主要影响 C_{4-5} 及 C_{5-6} 椎间隙，主要表现为压迫 C_5 及 C_6 神经根引起的臂神经痛。压迫感觉神经根时产生根性神经痛，压迫运动神经根产生肌痛性疼痛。根性神经痛为发麻或触电样疼痛，位于上肢远端，大多在前臂桡侧及手指，与神经根支配节段的分布一致，相应区域可有感觉减退。肌痛性疼痛常在上肢近端、肩部和（或）肩胛等区域，表现为持续性钝痛和（或）短暂的深部钻刺样不适感。大部分病例因疼痛而使肩部运动受限，病程较长者可致凝肩。病程较短者常有肩部附近肌腱压痛。肱二头肌、肱三头肌反射可减低。

颈椎病常在 40~50 岁起病，男性较多见，病程较缓慢，常可反复发作。诊断主要依据病史及体征，颈椎 X 线平片对诊断有帮助，但 X 线改变与临床症状可不一致，有时神经症状明显而 X 线检查可正常，也可相反。并需与肩周炎及脊柱转移性肿瘤鉴别。颈椎病引起的臂神经痛以保守治疗为主。头颈部位置应予纠正，平时避免颈部过伸过屈，头位固定在某一位置的时间不宜太久，平卧时枕头不宜过高，其位置应垫及部分肩部，以免颈部过屈。

药物可先试用消炎止痛剂如酮洛芬 50 mg，合并肌肉松弛剂如艾司唑仑 1 mg，每天 3~4 次。也可用 2% 普鲁卡因及泼尼松龙各 0.5~1 mL 痛点局部封闭治疗。颈痛和（或）强迫头位和肩部痛可试用理疗。用颈托支架或吊带牵引，以减少颈部活动或有帮助。

8. 肋间神经痛　是指肋间神经支配区内的疼痛综合征。原发性者罕见，多为继发性病变。

（1）病因：有胸腔疾病如胸膜炎、肺炎和主动脉瘤等；胸椎及肋骨外伤继发骨痂形成或骨膜炎，胸椎及肋骨肿瘤或畸形，胸髓肿瘤或炎症等；带状疱疹性肋间神经痛在相应肋间可见疱疹，疼痛可出现在疱疹之前，消退之后仍可存在相当长的时间。

（2）临床表现：

1）疼痛位于一个或几个肋间，多呈持续性，可有阵发性加剧。

2）呼吸、咳嗽和喷嚏等可加剧疼痛。

3）可有相应肋间的皮肤感觉过敏和肋骨边缘压痛。

（3）治疗：

1）病因治疗：如切除肿瘤、抗感染治疗等；常见为带状疱疹病毒，可选用阿昔洛伟静脉滴注，或α-干扰素肌内注射等。

2）对症治疗：可用止痛剂、镇静剂、B 族维生素和血管扩张剂地巴唑、烟酸和 654-2 等。

3）胸椎旁神经根封闭、胸椎旁交感神经节封闭和肋间神经封闭等。

9. 股外侧皮神经病　股外侧皮神经病或感觉异常性股痛是最常见的一种皮神经炎。

（1）病因：主要病因是受压或外伤、各种传染病、乙醇及药物中毒、动脉硬化、糖尿病、肥胖、腹部肿瘤和妊娠子宫压迫等，有的病因不明。该神经为单纯感觉神经，由 L_2、L_3 神经组成，通过腹股沟韧带下方，在离髂前上棘以下 $5\sim10$ cm 处穿出大腿的阔筋膜，分布于股前外侧皮肤。

（2）临床表现：

1）男性多于女性，约为 $3:1$，常发生于一侧，可有家族倾向。

2）主要症状是大腿外侧面感觉异常，如蚁走感、烧灼感、麻木针刺感等，或出现局部感觉过敏、感觉缺失、疼痛；常呈慢性病程，预后良好。

（3）治疗：

1）治疗糖尿病、动脉硬化、感染和中毒等全身性疾病，肥胖者减肥后症状可减轻或消失。

2）可用 B 族维生素 100 mg 加 654-210 mg，或 2% 普鲁卡因 $5\sim10$ mL，在腹股沟下 $5\sim10$ cm 该神经穿过阔筋膜部位行浸润封闭，可有较好效果。

3）疼痛严重者可给予口服止痛剂、镇静剂及抗痫药苯妥英钠、卡马西平，或神经营养药如 B 族维生素。

4）理疗、针灸、推拿和按摩等可能有效。

5）疼痛严重、保守治疗无效者可考虑手术治疗，切开使该神经受压的阔筋膜或腹股沟韧带。

10. 坐骨神经痛　坐骨神经痛是沿坐骨神经通路及其分布区内的疼痛综合征。坐骨神经是由 $L_4\sim S_3$ 神经根组成，是全身最长最粗的神经，经臀部分布于整个下肢。

（1）病因及分类：病因可分为原发性和继发性两大类。原发性坐骨神经痛或坐骨神经炎，原因未明，可能因牙齿、鼻窦、扁桃体等感染病灶，经血流而侵犯周围神经引起间质性神经炎；继发性坐骨神经痛是因坐骨神经在其通路上受周围组织或病变的压迫所致。按病变的部位可分为根性和干性坐骨神经痛。

1）根性者主要是椎管内和脊椎病变，远较干性者多见；最常见为腰椎间盘突出症，其他如腰椎肥大性脊柱炎、腰骶段硬脊膜神经根炎、脊柱骨结核、椎管狭窄、血管畸形、腰骶段椎管内肿瘤或蛛网膜炎等。

2）干性者主要是椎管外病变，常为腰骶丛和神经干邻近病变，如骶髂关节炎、骶髂关节结核或半脱位、腰大肌脓肿、盆腔肿瘤、子宫附件炎、妊娠子宫压迫、臀部肌内注射不当或臀部受伤、感染等。

（2）临床表现：

1）常见于成年人，青壮年多见。沿坐骨神经径路的典型放射性疼痛为其特点，病变多为单侧性。疼痛位于下背部、臀部，并向股后部、小腿后外侧、足外侧放射，呈持续性钝痛，并有阵发性加剧，为刀割或烧灼样痛，夜间常加重。

2）行走、活动或牵拉坐骨神经可诱发或加重疼痛，患者常采取减痛姿势，如患肢微屈并卧向健侧；在仰卧起立时病侧膝关节弯曲；坐下时先是健侧臀部着力；站立时脊柱向患侧方侧凸。

3）沿坐骨神经的压痛局限于 L_4、L_5 棘突旁、骶髂点、臀点、股后点、腓点、腓肠肌点、踝点等。坐骨神经牵拉试验引发的疼痛为牵引痛，如直腿抬高试验（Lasegue 征）、交叉性直腿抬高试验等；还可发现轻微体征，如患侧臀肌松弛、小腿萎缩、小腿及足背外侧感觉减退、踝反射减弱或消失等。压颈静脉试验（压迫两侧颈静脉至头内感发胀时）亦可激发或加剧下肢疼痛。干性坐骨神经痛的压痛以臀部以下的坐骨神经径路明显，一般无腰椎棘突及横突压痛，压颈静脉及颏胸试验阴性。

（3）诊断和鉴别诊断：根据疼痛的分布、加剧及减轻的诱因、压痛部位、Lasegue 征阳性、感觉和踝反射减退等，诊断不难。临床上需与腰肌劳损、臀部纤维组织炎、髋关节炎等鉴别，因这些病损也可引起下背部、臀及下肢疼痛，但其疼痛和压痛都在局部，无放射、感觉障碍及肌力减退、踝反射减退等。为明确病因应详细询问有关病史，检查时注意脊柱、骶髂关节及骨盆内器官的情况；并区别根性与干性坐骨神经痛。必要时可进行脑脊液、X 线片、CT 或 MRI 等检查。

（4）治疗：首先应针对病因。腰椎间盘突出和坐骨神经痛的急性期应卧硬板床休息，使用止痛剂，对严重病例可静脉滴注地塞米松 $10 \sim 15$ mg/d，$7 \sim 10$ 天；一般口服泼尼松 10 mg，每天 $3 \sim 4$ 次，$10 \sim 14$ 天为 1 个疗程；也可用 $1\% \sim 2\%$ 普鲁卡因或加泼尼松龙各 1 mL 椎旁封闭。可配合针灸及理疗，腰椎间盘突出经保守治疗大多可缓解；疗效不佳时可用骨盆牵引或泼尼松龙硬脊膜外注射；个别无效或慢性复发病例可考虑手术治疗。

11. **股神经痛** 股神经由 L_{2-4} 神经组成，是腰丛中最大的分支，股神经受到刺激可产生股神经痛，又称 Wassermann 征。

（1）病因：股神经及其分支的损伤可见于枪伤、刺割伤、骨盆骨折、股骨骨折、中毒、传染病、骨盆内肿瘤和炎症、静脉曲张和股动脉动脉瘤等。

（2）临床表现：

1）股神经损伤时步态特殊，患者尽量避免屈曲膝部，行走时步伐细小，先伸出健脚，然后病脚拖拉到一起，不能奔跑和跳跃。皮支损伤可产生剧烈的神经痛和痛觉过敏现象。

2）令患者俯卧位，检查者向上抬其下肢，则在大腿的前面及腹股沟部出现疼痛；如患者蹲坐在两脚上也可引起疼痛而需伸直，膝腱反射消失；感觉障碍在大腿前面及小腿内侧，可伴有水肿、青紫和挛缩等营养性改变。

（3）治疗：

1）去除病因：如神经离断伤需行神经缝合，瘢痕等压迫应行神经松解术，盆腔肿瘤、股动脉瘤应行手术切除，解除对神经的压迫；神经外伤可用肾上腺皮质激素消除局部水肿和粘连，有助于外伤恢复；与止痛剂合用有明显的止痛作用。

2）神经营养药：如维生素（B_1、B_6、B_{12}），ATP、地巴唑和神经生长因子等。

3）镇痛药：如索米痛片、阿司匹林和布洛芬等。

二、多发性神经病

多发性神经病以往称为末梢神经炎，主要表现为四肢远端对称性感觉障碍、下运动神经元瘫痪和（或）自主神经障碍的临床综合征。

（一）病因和发病机制

四肢周围神经的轴突变性、神经元病及节段性脱髓鞘病变都可表现为多发性神经病。其机制以轴突变性最常见也最为典型，通常轴突变性从远端开始，逐渐向近端发展，故称远端轴突病。引起多发性神经病的原因很多，其共同特点是这些病因都是全身性的。常见病因如下。

1. **各类毒物中毒**

（1）药物：如呋喃类、异烟肼、磺胺类、氯霉素、链霉素、两性霉素、乙胺丁醇、呋喃唑酮、甲硝唑、苯妥英钠、长春新碱、顺铂、肼屈嗪、戒酒硫、保泰松、甲巯咪唑和丙米嗪等，长期服用异烟肼可干扰维生素 B_6 的代谢而致多发性神经病。

（2）化学品：如二硫化碳、三氯乙烯、丙烯酰胺等。

（3）有机磷农药和有机氯杀虫剂。

（4）重金属：如铅、砷、汞等中毒。

（5）白喉毒素等。

2. 营养缺乏和代谢障碍　如 B 族维生素缺乏、慢性乙醇中毒、妊娠、慢性胃肠道疾病或手术后等；代谢障碍性疾病也可继发营养障碍，如糖尿病、尿毒症、血卟啉病、黏液性水肿、肢端肥大症、淀粉样变性和恶病质等所致的代谢障碍。

3. 继发于胶原血管性疾病　如结节性多动脉炎、系统性红斑狼疮（SLE）、硬皮病、肉瘤病、类风湿性关节炎（RA）等，多由于血管炎而致病。

4. 自身免疫性　如吉兰-巴雷综合征、急性过敏性神经病（血清注射或疫苗接种后神经病）等，以及各种结缔组织病并发的多发性神经病，多为血管炎性；炎症性病变如白喉性、麻风性及莱姆病引起的多发性神经病。

5. 遗传性　如遗传性运动感觉性神经病（HMSN）、遗传性共济失调性多发性神经病（Refsum 病）、遗传性自主神经障碍等。

6. 其他　如淋巴瘤、肺癌和多发性骨髓瘤等引起的癌性远端轴突病、癌性感觉神经元病、亚急性感觉神经元病、麻风和 POEMS 综合征。

（二）病理

主要病理改变是轴突变性及节段性脱髓鞘，均以周围神经病远端最明显。轴突变性由远端向近端发展，表现为逆死性神经病。

（三）临床表现

其临床表现可因病因而不同，可为急性、亚急性和慢性经过，但多数经过数周至数月的进展过程，病情发展由肢体远端向近端，病情缓解则由近端向远端。也可见复发的病例。

可发生于任何年龄。神经损害的共同特点是肢体远端对称性分布的感觉、运动和（或）自主神经障碍。

1. 感觉障碍　表现为肢体远端对称性各种感觉缺失，呈手套袜子形分布，也可有感觉异常、感觉过度和疼痛等刺激症状。

2. 运动障碍　为肢体远端下运动神经元性瘫痪，表现为肌无力、肌萎缩和肌束颤动等，远端重于近端；下肢肌萎缩以胫前肌、腓骨肌，上肢以骨间肌、蚓状肌、大小鱼际肌为明显；可有手、足下垂和跨阈步态，晚期因肌肉挛缩而出现畸形。

3. 四肢腱反射减弱及消失　为疾病早期的表现，以踝反射明显，并较膝反射减弱出现得早。

4. 自主神经障碍　可有肢体远端皮肤发凉，多汗或无汗，指/趾甲松脆，皮肤菲薄、干燥或脱屑，竖毛障碍，高血压及直立性低血压等，膀胱传入神经病变可出现无张力性膀胱，也可有阳痿、腹泻等。

（四）实验室检查

脑脊液除个别患者可有蛋白含量轻度增高外，一般均为正常；肌电图和神经传导速度测定有助于本病的神经源性损害与肌源性损害的鉴别，也有利于轴突病变与节段性脱髓鞘病变的鉴别，轴突病变表现为波幅降低，而脱髓鞘病变表现为神经传导速度变慢；神经组织活检对确定神经病损的性质和程度可提供较准确的证据。

（五）诊断

多发性神经病的诊断主要依据临床特点，如肢体对称性末梢型感觉障碍、下运动神经元性瘫痪和/或自主神经障碍。神经传导速度测定对亚临床型病例的早期诊断以及鉴别轴突与节段性脱髓鞘变性很有帮助，纯感觉或纯运动性的轴突性多发性神经病提示为神经元病。

本病的病因诊断颇为重要，因其决定患者的病因治疗。可根据病史、病程、特殊症状及有关实验室检查进行综合分析判定。

1. **药物性多发性神经病** 以呋喃类药如呋喃妥因以及异烟肼最常见。尿路感染并有肾功能障碍患者应用呋喃类药，易致血药浓度增高而发病，症状常出现于用药后 1～2 周内，为感觉、运动及自主神经功能合并受损，尤以疼痛和自主神经功能障碍最明显。长期服用异烟肼的患者因干扰维生素 B_6 的代谢而致本病，每天剂量 300 mg 时本病发生率约 2%，每天剂量 400 mg 时为 17%；以双下肢远端感觉异常和感觉减退为主；服异烟肼的同时并用维生素 B_6（剂量为异烟肼的 1/10）可有预防作用。

2. **中毒性多发性神经病** 如在一群体或工厂中群集性发病时，应考虑重金属或化学品中毒的可能。砷中毒可从患者尿、头发、指甲等测定砷含量以确诊。

3. **糖尿病多发性神经病** 发生率与年龄和病程有关，初诊的糖尿病患者为 8%，25 年病程者可达 50%。可表现为感觉性、运动性、自主神经性或混合性，以混合性最多见，但感觉障碍通常较运动障碍为重。如主要损害小感觉神经纤维则以疼痛为主，夜间尤甚；主要损及大感觉纤维引起感觉性共济失调，并可因反复的轻微外伤、感染和血供不足而发生无痛性溃疡和神经源性骨关节病。也有的病例以自主神经损害表现突出。

4. **尿毒症多发性神经病** 尿毒症的毒素或代谢物潴留也可引起多发性神经病，约占透析患者的半数，典型症状与远端性轴突病相同，初期多表现为感觉障碍，下肢较上肢早且严重，透析后可好转。

5. **营养缺乏性多发性神经病** 多见于慢性乙醇中毒、慢性胃肠道疾病、妊娠和手术后等。

6. **恶性肿瘤** 对周围神经的损害多为局部压迫或浸润，多发性神经病也可见于副肿瘤综合征和POEMS综合征，表现为多发性神经病、脏器肿大、内分泌病变、M 蛋白及皮肤损害。

7. **感染后多发性神经病** 如吉兰-巴雷综合征及疫苗接种后多发性神经病可能是一种变态反应。各种结缔组织病并发的多发性神经病多为血管炎引起的多数性单神经病发展而来，病史及全身症状可提供线索，周围神经活检也有帮助。白喉性多发性神经病是因白喉外毒素通过血循环作用于血-神经屏障较差的后根神经节及脊神经根，引起 Schwann 细胞中毒而致脱髓鞘，多为感觉运动性，常起病于白喉病后 8～12 周，多可于数天或数周内恢复。麻风性多发性神经病是麻风杆菌感染引起，潜伏期长，起病缓慢，特点是周围神经增粗而常可触及，肢体营养障碍较明显，可发生大疱、溃烂和指骨坏死，周围神经活检可确诊。

8. **遗传性多发性神经病** 特点是起病隐袭，呈慢性进行性发展，并可有家族史。

（六）治疗

1. 病因治疗

（1）中毒性多发性神经病的治疗原则是：积极采取措施阻止毒物继续进入人体，加速排出和使用解毒剂；药物引起者应立即停药，如病情需要继续用异烟肼者可用较大剂量维生素 B_6；重金属和化学品中毒应立即脱离中毒环境，急性中毒应大量补液，促进利尿、排汗和通便，以尽快排出毒物；重金属砷中毒可用二硫基丙醇（BAL）3 mg/kg，肌内注射，每 4~6 小时 1 次，2~3 天后改为每天 2 次，连用 10 天；铅中毒用二巯丁二酸钠，每天 1 g，多加入 5% 葡萄糖液 500 mL 静脉滴注，5~7 天为 1 个疗程，可重复 2~3 个疗程；也可用依地酸钙钠每天 1 g，稀释后静脉滴注，3~4 天为 1 个疗程，停 2~4 天后再重复，一般可用 3~4 个疗程。

（2）营养缺乏及代谢障碍性多发性神经病的治疗原则：积极治疗原发病；糖尿病性应严格控制血糖，尿毒症性可采用血液透析和肾移植治疗，黏液性水肿性用甲状腺素有效，肿瘤并发的行肿瘤切除后可缓解，砜类药物对麻风性神经病有效，胶原血管性疾病如 SLE、硬皮病和 RA 及变态反应如血清注射或疫苗接种后神经病，可用皮质类固醇治疗。

2. **一般治疗**　急性期应卧床休息，特别是累及心肌者，如维生素 B_1 缺乏和白喉性多发性神经病；各种原因引起的均可用大剂量维生素（B_1、B_6、B_{12}）等，重症病例可并用辅酶 A、ATP 及神经生长因子等；疼痛明显者可用各种止痛剂，严重者可用卡马西平和苯妥英钠。恢复期可采用针灸、理疗、按摩及康复治疗等。

3. **护理**　重症患者应做好护理，四肢瘫痪者应定时翻身，并维持肢体的功能位，有手足下垂者应用夹板和支架以防瘫痪肢体的挛缩和畸形。

三、急性炎症性脱髓鞘性多发性神经病

急性炎症性脱髓鞘性多发性神经病（AIDP）又称吉兰-巴雷综合征（GBS），是以周围神经和神经根的脱髓鞘及小血管周围淋巴细胞及巨噬细胞的炎性反应为病理特征的自身免疫性周围神经病。

（一）流行病学

GBS 的年发病率为（0.6~1.9）/10 万人，男性略高于女性，各年龄组均可发病。白种人的发病率高于黑种人。美国的发病高峰在 50~74 岁，发病年龄有双峰现象，即 16~25 岁和 45~60 岁出现 2 个高峰，欧洲国家发病趋势与之相似。我国尚无大规模系统的流行病学资料，以儿童和青壮年多见。国外多无明显的季节倾向，但我国 GBS 的发病似有地区和季节流行趋势，在我国河北与河南交界地带的农村，多在夏、秋季节有数年一次的流行趋势。1974 年在甘肃的张掖、临泽地区，1986 年在河北的清河地区有 GBS 的丛集性发病的报告。国外曾报告过丛集发病的情况，如美国 1977—1978 年的丛集发病与注射流感疫苗有关；约旦的丛集发病主要前驱因素为腹泻，少数为伤寒和肝炎，患者大多为青年。

（二）病因和发病机制

GBS 的病因还不清楚。GBS 患者病前多有非特异性病毒感染或疫苗接种史，最常见为空肠弯曲菌（CJ），约占 30%，此外还有巨细胞病毒（CMV）、EB 病毒、肺炎支原体、乙型肝炎病毒（HBV）和人类免疫缺陷病毒（HIV）等。以腹泻为前驱感染的 GBS 患者 CJ 感染率可高达 85%，CJ 感染常与急性运动轴索型神经病（AMAN）有关。CJ 是一种革兰氏阴性微需氧弯曲菌，有多种血清型，GBS 常见的血清型为 2、4 和 19 型，我国以 Penner 19 型最常见；CJ 感染潜伏期为 24~72 小时，最初为水样便，后变为脓血便，高峰期为 24~48 小

时，1 周左右恢复，GBS 发病常在腹泻停止之后，故分离 CJ 较困难。也有白血病、淋巴瘤和器官移植后应用免疫抑制剂出现 GBS 的报告，系统性红斑狼疮和桥本甲状腺炎等自身免疫病可并发 GBS。

分子模拟机制认为，GBS 的发病是由于病原体某些组分与周围神经组分相似，机体免疫系统发生错误的识别，产生自身免疫性 T 细胞和自身抗体，并针对周围神经组分发生免疫应答，引起周围神经髓鞘脱失。

周围神经髓鞘抗原包括如下。

1. P2 蛋白　是分子量 15 kD 的碱性蛋白，因其致神经炎的作用最强，常作为诱发实验性自身免疫性神经炎（EAN）的抗原。

2. P1 蛋白　是分子量 18.5 kD 的碱性蛋白，它相当于 CNS 的髓鞘素碱性蛋白（MBP），用 P1 免疫动物可同时诱发 EAN 和实验性自身免疫性脑脊髓炎（EAE）。

3. P0 蛋白　是分子量 30 kD 的糖蛋白，是周围神经中含量最多的髓鞘蛋白，致神经炎作用较弱。

4. 髓鞘结合糖蛋白（MAG）　是分子量 110 kD 的糖蛋白，CNS 也存在。而神经节苷脂是一组酸性糖脂，由酰基鞘氨醇和寡糖链构成，分布于神经元和轴索的质膜上，尤其在 Ranvier 结及其周围的髓鞘，抗原性较弱。

GBS 的实验动物模型 EAN 可用牛 P2 蛋白免疫 Lewis 大鼠诱发，病理可见神经根、神经节、周围神经节段性脱髓鞘及炎性反应，严重者可累及轴索；用 EAN 大鼠的 P2 蛋白抗原特异性 T 细胞被动转移给健康 Lewis 大鼠，经 4~5 天潜伏期也可出现 EAN，与脱髓鞘为主的 AIDP 相似。

（三）临床表现及分型

1. 临床表现

（1）多数患者可追溯到病前 1~4 周有胃肠道或呼吸道感染症状，或有疫苗接种史。

（2）多为急性或亚急性起病，部分患者在 1~2 天内迅速加重，出现四肢完全性瘫痪及呼吸肌麻痹，瘫痪可始于下肢、上肢或四肢同时发生，下肢常较早出现，可自肢体近端或远端开始，多于数天至 2 周达到高峰；肢体呈弛缓性瘫痪，腱反射减低或消失，发病第 1 周可仅有踝反射消失；如对称性肢体无力 10~14 天内从下肢上升到躯干、上肢或累及脑神经，称为 Landry 上升性麻痹。

（3）发病时多有肢体感觉异常如烧灼感、麻木、刺痛和不适感，可先于瘫痪或与之同时出现；感觉缺失较少见，呈手套袜子样分布，振动觉和关节运动觉障碍更少见，约 30% 患者有肌肉痛。也可始终无感觉异常，有的患者出现 Kernig 征和 Lasegue 征等神经根刺激症状。

（4）有的患者以脑神经麻痹为首发症状，双侧周围性面瘫最常见，其次是延髓麻痹，眼肌及舌肌瘫痪较少见，因数天内必然要出现肢体瘫痪，故易于鉴别。

（5）自主神经症状常见如皮肤潮红、出汗增多、手足肿胀及营养障碍，严重患者可见窦性心动过速、直立性低血压、高血压和暂时性尿潴留。

（6）所有类型 GBS 均为单相病程，多于发病 4 周时肌力开始恢复，恢复中可有短暂波动，但无复发-缓解。

2. 临床分型　Griffin 等根据 GBS 的临床、病理及电生理表现分成以下类型。

（1）经典吉兰-巴雷综合征：即 AIDP。

（2）急性运动轴索型神经病（AMAN）：为纯运动型。主要特点是病情重，多有呼吸肌受累，24~48 小时内迅速出现四肢瘫，肌萎缩出现早，病残率高，预后差。国外学者将中国发现的这种急性软瘫称为"中国瘫痪综合征"。

（3）急性运动感觉轴索型神经病（AMSAN）：发病与 AMAN 相似，病情常较其严重，预后差。

（4）Fisher 综合征：被认为是 GBS 的变异型，表现为"眼外肌麻痹、共济失调和腱反射消失"三联征。

（5）不能分类的 GBS：包括"全自主神经功能不全"和复发型 GBS 等变异型。

（四）辅助检查

（1）脑脊液蛋白细胞分离，即蛋白含量增高而细胞数正常，是本病的特征之一；起病之初蛋白含量正常，至病后第 3 周蛋白增高最明显，少数病例 CSF 细胞数可达 $(20\sim30)\times10^6/L$。

（2）严重病例可出现心电图异常，以窦性心动过速和 T 波改变最常见，如 T 波低平，QRS 波电压增高，可能是自主神经功能异常所致。

（3）神经传导速度（NCV）和 EMG 检查对 GBS 的诊断及确定原发性脱髓鞘很重要。发病早期可能仅有 F 波或 H 反射延迟或消失，F 波改变常代表神经近端或神经根损害，对 GBS 诊断有重要意义；脱髓鞘电生理特征是 NCV 减慢、远端潜伏期延长、波幅正常或轻度异常；轴索损害以远端波幅减低甚至不能引出为特征，但严重的脱髓鞘病变也可表现波幅异常，几周后可恢复；NCV 减慢可在疾病早期出现，并可持续到疾病恢复之后，远端潜伏期延长有时较 NCV 减慢更多见；由于病变的节段性及斑点状特点，运动 NCV 可能在某一神经正常，而在另一神经异常，因此异常率与检查的神经数目有关，应早期做多根神经检查。

（4）腓肠神经活检发现脱髓鞘及炎性细胞浸润可提示 GBS，但腓肠神经是感觉神经，GBS 以运动神经受累为主，因此活检结果仅可作为诊断参考。

（五）诊断和鉴别诊断

1. **诊断**　可根据病前 1~4 周有感染史，急性或亚急性起病，四肢对称性弛缓性瘫，可有感觉异常、末梢型感觉障碍、脑神经受累，常有 CSF 蛋白细胞分离，早期 F 波或 H 反射延迟、NCV 减慢、远端潜伏期延长及波幅正常等神经电生理改变。

2. **鉴别诊断**

（1）低血钾型周期性瘫痪：本病为遗传因素引起的骨骼肌钠通道蛋白的 α 亚单位突变所致的钾离子转运异常，表现为四肢肌肉的发作性、弛缓性瘫痪，发作时伴有血清钾的改变及相应的心电图的异常，低钾型最常见，一般发作持续 2~7 天，低钾型给予补钾治疗效果好。

（2）脊髓灰质炎：多在发热数天之后，体温尚未完全恢复正常时出现瘫痪，常累及一侧下肢，无感觉障碍及脑神经受累；病后 3 周 CSF 可有蛋白细胞分离现象，应注意鉴别。

（3）急性重症全身型重症肌无力：可呈四肢弛缓性瘫，但起病较慢，无感觉症状，症状有波动，表现晨轻暮重，疲劳试验、依酚氯铵试验阳性，CSF 正常。

（4）中毒性神经炎：包括药物、重金属及其他化学物品中毒，此类患者常有突出的感觉症状及体征以及明显的植物营养性障碍，运动障碍不如 GBS 重，亦不如感觉障碍明显。

（5）卟啉病：又称血紫质症，是卟啉代谢障碍引起的疾病，为常染色体显性遗传的亚铁血红素生物合成酶的缺陷引起卟啉在体内的聚集。可表现为以运动障碍损害为主的多神经疾病，急性发作，女性多见，常有腹痛。除周围神经病外，患者可有头痛、癫痫发作、精神症状（特别是谵妄）。患者尿液在日晒后呈紫色，血卟啉及尿卟啉阳性。

（六）治疗

治疗方法主要包括辅助呼吸及支持疗法、对症治疗、预防并发症和病因治疗。

1. 辅助呼吸 呼吸肌麻痹是 GBS 的主要危险，抢救呼吸肌麻痹是治疗重症 GBS 的关键。密切观察患者呼吸困难程度，当出现缺氧症状，肺活量降低至 $20 \sim 25$ mL/kg 体重以下，血气分析动脉氧分压低于 9.3 kPa，应及早使用呼吸器；通常可先行气管内插管，如 1 天以上无好转，则进行气管切开，用外面围有气囊的导管插管，外接呼吸器。

呼吸器的管理非常重要，需根据患者的临床情况及血气分析资料，适当调节呼吸器的通气量和压力，通气量不足或过大均影响气体正常交换，甚至危及患者生命；需加强护理，预防并发症，保持呼吸道通畅，定时翻身拍背、雾化吸入和吸痰，使呼吸道分泌物及时排出，预防肺不张。

对气管阻塞发生肺不张的患者，可用纤维气管镜取出黏稠的痰块，及时发现及处理患者的憋气、烦躁、出汗和发绀等缺氧症状，一旦出现，应及时检查呼吸器及连接处有无漏气或阻塞，呼吸道有无分泌物阻塞；适当应用抗生素预防呼吸道感染。

患者有恢复迹象后可暂时脱离呼吸器，观察是否有心动过速和发绀，如能长时间脱离呼吸器，可阻塞气管插管观察 $1 \sim 2$ 天，确定是否适合拔管；拔管前需了解患者的咳嗽反射是否恢复，否则拔管后不能咳嗽，则有痰液窒息危险。呼吸器的湿化和吸痰通常是保证辅助呼吸成功的关键。

2. 对症治疗

（1）重症患者入院后即进行持续心电监护，直至开始恢复；窦性心动过速常见，通常不需治疗；心动过缓可能与吸痰有关，可用阿托品或吸痰前给氧预防；严重心脏传导阻滞和窦性停搏少见，如发生需立即植入临时性心内起搏器。

（2）高血压可能与失神经支配后 β 受体上调有关，可用小剂量 β 受体阻滞剂；低血压可补充胶体液或调整患者体位治疗。

3. 预防长时间卧床的并发症

（1）坠积性肺炎和脓毒血症可用广谱抗生素治疗。

（2）保持床单平整和勤翻身以预防压疮。

（3）可穿弹力长袜预防深静脉血栓形成及并发的肺栓塞。

（4）早期进行肢体被动活动防止挛缩，用夹板防止足下垂畸形。

（5）不能吞咽的应尽早鼻饲，进食时和进食后 30 分钟取坐位，以免误入气管引起窒息。

（6）尿潴留可做下腹部加压按摩，无效时则需留置导尿，便秘者可用番泻叶代茶或肥皂水灌肠；一旦出现肠梗阻迹象应禁食，并给予肠动力药如西沙必利。

（7）疼痛很常见，常用非阿片类镇痛药，或试用卡马西平和阿米替林，有时短期应用大剂量激素有效。

（8）对焦虑和抑郁应及早识别并适当处理，可用百忧解 20 mg，每天 1 次口服；并应始终对患者进行鼓励。

4. 病因治疗 病因治疗目的是抑制免疫反应，消除致病性因子对神经的损害，并促进神经再生。

（1）血浆交换（PE）：可去除血浆中致病因子如抗体成分，每次交换血浆量按 40 mL/kg 体重或 1~1.5 倍血浆容量计算，血容量复原主要靠 5% 清蛋白，可减少使用血浆的并发症，临床试验表明，接受 PE 的患者获得良好的疗效；轻度、中度和重度患者每周应分别做 2 次、4 次和 6 次 PE；主要禁忌证是严重感染、心律失常、心功能不全及凝血系统疾病。

（2）静脉注射免疫球蛋白（IVIG）：已证实 IVIG 治疗 AIDP 是有效的，应在出现呼吸肌麻痹前尽早施行，成人为 0.4 g/（kg·d），连用 5 天；近年国外的临床试验比较了 IVIG、PE 及二者联合治疗，疗效无差异，故推荐单一治疗。禁忌证是免疫球蛋白过敏或先天性 IgA 缺乏患者，先天性 IgA 缺乏患者使用后可造成 IgA 致敏，再次应用可发生过敏反应；发热和面红等常见的不良反应，可通过减慢输液速度而减轻。有个别报告发生无菌性脑膜炎、肾衰竭和脑梗死，后者可能与血液黏度增高有关；近来发现 IVIG 可引起肝功能损害，但停用 1 个月后即可恢复。

（3）皮质类固醇：研究认为，无论在 GBS 早期或后期用皮质激素治疗均无效，并可产生不良反应。故目前不主张应用类固醇皮质激素治疗。

总之，IVIG 和 PE 是 AIDP 的一线治疗方法，PE 需在有特殊设备和经验的医疗中心进行，而 IVIG 在任何医院都可进行，且适合于各类患者。但 2 种疗法费用都很昂贵。

5. 康复治疗 可进行被动或主动运动，针灸、按摩、理疗及步态训练等应及早开始。

（七）预后

预后取决于自然因素如年龄、病前腹泻史及 CJ 感染，以及人为因素，如治疗方法和时机，应强调早期有效治疗的意义，支持疗法对降低严重病例的死亡率也很重要，及时合理的使用辅助呼吸至关重要。大部分 GBS 患者可完全恢复或遗留轻微的下肢无力，约 10% 患者可出现严重后遗症，多发生在病情严重、进展快、轴索变性和需长期辅助通气的患者。疾病早期的主要死因是心搏骤停、成人呼吸窘迫综合征或辅助通气意外，后期是肺栓塞和感染。条件完备医院的 GBS 死亡率已降至 3%~5%。

四、Guillain-Barre 综合征变异型

Guillain-Barre 综合征变异型包括：①复发型急性炎症性脱髓鞘性多发性神经病。②Miller-Fisher 综合征。③急性运动轴索型神经病。④急性运动感觉轴索型神经病。⑤纯感觉型 Guillain-Barre 综合征。⑥多数脑神经型 Guillain-Barre 综合征。⑦全自主神经功能不全型 Guillain-Barre 综合征。⑧GBS 伴一过性锥体束征或小脑性共济失调等。

（一）复发型急性炎症性脱髓鞘性多发性神经病

复发型急性炎症性脱髓鞘性多发性神经病是 AIDP 患者发病数周或数年后再次出现 GBS 的临床表现。研究发现有 5%~9% 的患者可能复发，其中 50% 的患者可能复发 2 次以上。病理表现与单相病程的 GBS 不同，同时可见脱髓鞘与再生以及洋葱头样改变。该型的临床表现与第一次发作基本相同，但进展缓慢，对治疗反应较好。仅少数持续进展或不完全缓解，

转变成慢性型。

（二）Miller-Fisher 综合征

Miller-Fisher 综合征（MSF）或称 Fisher 综合征，临床少见。本病以男性青壮年发病率较高，急性或亚急性发病，病前常有上呼吸道或消化道感染史，经数天或数周出现神经系统表现。眼外肌麻痹、共济失调及腱反射消失是其典型表现，称为三联征。但需注意的是个别患者可以出现腱反射活跃。该综合征患者均有抗 GQ1b 抗体存在，具有病理生理学意义。CSF 蛋白轻度或中度增高，病后 2 周最明显，可出现寡克隆带，细胞数正常，呈蛋白-细胞分离。电生理检查可见原发性脱髓鞘及轴索损害，四肢周围感觉神经损害及脑运动神经损害为主。腓肠肌神经活检节段性脱髓鞘与轴索损害并存。

MSF 的诊断主要依据眼外肌麻痹、共济失调及腱反射消失三联征表现及 CSF 蛋白-细胞分离。应该与引起眼外肌麻痹的其他疾病相鉴别。治疗可参考 AIDP 的治疗。MSF 是一种良性病程，纯 Fisher 综合征预后较好，大多数患者可以自愈，病后 2~3 周或数月内完全恢复。

（三）急性运动轴索型神经病

急性运动轴索型神经病（AMAN）为纯运动性，以肢体瘫痪为主。AMAN 的病因不明，CJ 感染常与此病相关。AMAN 失神经病变主要发生在神经末梢的远端。其临床表现是病前腹泻史，血清学检查证实 CJ 感染，粪便中分离出 CJ。病情重，以肢体瘫痪为主，24~48 小时内迅速出现四肢瘫，多并发呼吸肌受累，无感觉症状，可早期出现肌萎缩。预后差。

（四）急性运动感觉轴索型神经病

急性运动感觉轴索型神经病（AMSAN）也称爆发轴索型 GBS，临床不常见。AMSAN 与 AMAN 的起病方式相似，症状较 AMAN 重，恢复慢，预后差。其电生理表现为运动、感觉神经兴奋性降低及重度失神经改变。诊断主要依据病前 CJ 感染史、临床特征及电生理检查，确诊需病理资料。治疗与 AIDP 相同，研究认为 IVIG 可能要好于 PE。本病预后较差，功能恢复缓慢而不完全。

（五）纯感觉型 Guillain-Barre 综合征

纯感觉型 Guillain-Barre 综合征主要表现为四肢对称性感觉障碍和疼痛，深感觉障碍较突出。临床特点为起病快，四肢呈对称性感觉障碍，深感觉损害重，可伴有疼痛，无明显瘫痪或仅有轻瘫，腱反射可减弱。CSF 蛋白增高，细胞少或无，呈蛋白-细胞分离，神经电生理检查符合脱髓鞘性周围神经病改变，恢复较完全。本病的治疗主要为去除病因，给予神经营养治疗。

（六）多数脑神经型 Guillain-Barre 综合征

多数脑神经型 Guillain-Barre 综合征是 GBS 伴有多数脑神经受累，主要累及单侧或双侧的脑运动神经，面神经、舌咽及迷走神经多见，其次为动眼、滑车和展神经，舌下神经也可受累。脊神经受累较轻，可有一过性肢体无力，有的病例表现为颈-臂-咽肌无力变异性型。

（七）全自主神经功能不全型 Guillain-Barre 综合征

全自主神经功能不全型 Guillain-Barre 综合征是急性单纯型自主神经功能不全，表现为急性或亚急性发作的全自主神经系统功能失调。本病的临床表现是患者在病前可完全健康，部分有上呼吸道或其他病毒的感染史，病前数天已恢复正常。表现周身无汗，皮肤、鼻腔、口腔干燥、泪腺、唾液腺分泌减少，便秘及排尿困难、直立性低血压、瞳孔不等大、对光反射消失、阳痿、失张力性膀胱。无感觉障碍和瘫痪，腱反射减弱。约 40% 的患者出现 CSF 蛋白-细胞分离现象，肌电图为神经源性损害。腓肠肌活检可见脱髓鞘和部分轴索变性，Schwann 细胞增生和胶原纤维增多，巨噬细胞及单个核细胞浸润等。本病预后良好，呈单相病程，经治疗后数月可完全或基本恢复。

（八）GBS 其他变异型的诊断

GBS 的其他变异型主要表现为临床症状或体征以部分孤立的形式出现、非对称性表现等。如单纯性眼肌麻痹，病变先累及颅神经或上肢后才出现下肢等的受累。目前有学者认为，无论任何 GBS 的变异型均呈急性或亚急性发病的单相病程，常伴 CSF 蛋白-细胞分离，电生理及病理表现符合 GBS 的基本特点为特征。临床需注意与某些特殊病因所致的 GBS 相鉴别，如继发于钩端螺旋体病的 GBS。

五、慢性炎症性脱髓鞘性多发性神经病

慢性炎症性脱髓鞘性多发性神经病（CIDP）是周围神经的慢性复发性疾病，也称慢性吉兰-巴雷综合征。CIDP 主要特点：①慢性进行性或慢性复发性病程。②起病隐匿，很少发现有前驱因素。③病理上炎症反应不明显，脱髓鞘与髓鞘再生可同时并存，Schwann 细胞再生，出现"洋葱头样"改变。④激素的疗效较肯定。

（一）病因和发病机制

CIDP 发病机制与 AIDP 相似而不同。CIDP 的动物模型是用半乳糖脑苷脂与蛋白酶制成，CIDP 患者目前只发现微管蛋白抗体、髓鞘结合糖蛋白（MAG）抗体，而无髓鞘素蛋白、GMI 及其他神经节苷脂的自身免疫证据，也没有针对 CJ 及巨细胞病毒（CMV）等感染因子反应的证据。

（二）临床表现

（1）CIDP 发病率低，国内报告占 GBS 的 1.4%～4.7%；男女患病比率相似；各年龄均可发病，但儿童很少。

（2）隐匿发病，多无前驱因素，进展期数月至数年，平均 3 个月；其自然病程有阶梯式进展、稳定进展和复发-缓解 3 种形式，最初病情迅速进展可与 AIDP 相似，当进展超过 4 周时，其慢性特征就变得明显了。

（3）常见对称分布的肢体远端及近端无力，自远端向近端发展，腱反射减弱或消失；从上肢发病的罕见，躯干肌、呼吸肌及脑神经受累少见，偶见复视、构音障碍和吞咽困难等；大多数患者同时存在运动和感觉障碍：可有痛觉过敏、深感觉障碍及感觉性共济失调，步态蹒跚，容易踩空；肌萎缩较轻，部分患者可较严重；少数病例可有 Horner 征、原发性震颤、尿失禁和阳痿等。

（三）辅助检查

（1）CSF 可见蛋白细胞分离，但蛋白量波动较大，部分患者寡克隆带阳性。

（2）NCV、远端潜伏期、F 波潜伏期等异常通常均较 AIDP 严重，病程不同时间的电生理检查显示脱髓鞘及继发轴索损害的程度不同。

（3）因感觉神经受累较常见，故腓肠神经活检常可发现炎症性节段性脱髓鞘，典型

"洋葱头样"改变高度提示 CIDP；但此改变并非 CIDP 的特异性改变，也可见于 Deierine-Sottas 病、Charcot-Marie-Tooth 病、炎症性局限性肥大性单神经病、神经束膜瘤、创伤性神经瘤和神经纤维瘤等。若怀疑糖尿病性周围神经病并发 CIDP，活检发现炎症性脱髓鞘反应更有确诊意义。

（4）MRI 在病程较长的 CIDP 患者可发现神经增粗，强化扫描有助于发现活动性病变。

（四）诊断和鉴别诊断

1. 诊断　CIDP 是一种比 AIDP 更具异质性的疾病，其慢性特点及不对称型 CIDP 使诊断更困难。CIDP 的诊断主要根据临床症状和体征、电生理及 CSF 检查，有时需神经活检来确诊。

2. 鉴别诊断

（1）复发型 GBS：与 GBS 相似，多在 1 个月内进展至高峰，并常有面神经及呼吸肌受累；而 CIDP 的进展平均为 3 个月；复发型 GBS 多有前驱感染因素，而 CIDP 少见。

（2）结缔组织病：如系统性红斑狼疮、血管炎和干燥综合征等由于小血管炎影响周围神经血液供应，而造成慢性进行性多发性神经病，结节病可浸润神经根导致慢性多发性神经病。

（3）异常蛋白血症：并发周围神经病是一组异质性神经病，多伴发于意义不明的良性单克隆丙种球蛋白血症（MGUS），少数患者有潜在的恶性浆细胞增生性疾病、Waldenstrom 巨球蛋白血症、POEMS 综合征等。

（4）多灶性运动神经病（MMN）：是仅累及运动神经的脱髓鞘性神经病，表现为不对称性、节段性 NCV 减慢或阻滞，激素疗效不佳，多需用环磷酰胺治疗。

（5）副肿瘤性神经病：可见于临床发现肿瘤前，多为纯感觉性或感觉运动性，感觉症状明显，可出现感觉性共济失调。部分患者随肿瘤治疗好转，神经病也有好转。

（6）淋巴瘤和白血病可浸润神经根造成慢性多神经病，淋巴瘤以多神经病为首发症状。

（7）遗传性感觉运动性神经病（HSMN）：家族史及手足残缺、色素性视网膜炎、鱼鳞病和弓形足等体征可帮助诊断，确诊需依靠神经活检。

（8）中毒性周围神经病有长期暴露于可引起周围神经病的药物或毒物病史。

（9）CIDP 可继发于代谢性疾病，应检查肝、肾和甲状腺功能；常与糖尿病性神经病同时存在，电生理有助于鉴别；皮肤活检及用刚果红染色标本可发现原发性和继发性淀粉样蛋白沉积所致神经病；维生素缺乏性神经病可见皮肤及黏膜溃疡、消化及 CNS 症状；CIDP 可与这些疾病同时存在。

（五）治疗

泼尼松是治疗 CIDP 最常用的药物，随机对照试验已证实有效。CIDP 患者应长期口服泼尼松 100 mg，每天 1 次，连用 2~4 周；后逐渐减量，大多数患者平均在 2 个月时临床出现肌力改善。隔天用药及隔天减量方案可减轻皮质类固醇不良反应。每 2 周减量 15% 及转换隔天用药方案见表 3-1。

表 3-1　泼尼松早期转换为隔天用药方案

剂量（day1/day2）	治疗的周数	用此剂量的周数
60/60	0	4
60/45	4	2
60/30	6	2
60/15	8	2
60/0	10	2
50/0	12	2
45/0	14	2
40/0	16	2
30/0	18	4
25/0	22	2
20/0	24	4
15/0	28	4
10/0	32	4
7.5/0	36	4
5/0	40	6 或更多

注：初始剂量 60 mg，每天 1 次，连用 4 周，逐渐减量每 2 周 1 次。早期转换为隔天方案首先是次日减量。

近来采用地塞米松 40 mg 静脉滴注，连续冲击 4 天；然后用 20 mg/d，12 天；10 mg/d，12 天；28 天为 1 个疗程，经 6 个疗程后均有缓解，疗效可保持 15~23 个月。地塞米松抗感染作用强、不良反应轻，易出现激素不良反应的患者可考虑应用；因含氟，故伴有风湿性疾病患者慎用。

血浆交换（PE）取静脉注射免疫球蛋白（IVIG）CIDP 患者可每周接受 2 次 PE，连用 3 周，3 周时疗效最明显，但多数患者的反应是暂时的，可多次或定期进行 PE。随机对照试验已证明 IVIG 有效，0.4 g/（kg·d），连续 5 天。IVIG 与 PE 短期疗效相近，但 IVIG 疗效维持时间较长，与小剂量激素合用疗效维持时间更长。虽然费用较高，但如条件许可时仍不失为可选择的治疗方法。

免疫抑制剂如环磷酰胺冲击治疗、硫唑嘌呤、环孢素 A 及全淋巴系统照射通常在其他治疗无效时使用。难治性患者的治疗始终具有挑战性，目前尚无指导性的成功方案。

（六）预后

Dyck 等对 52 例 CIDP 进行长期观察，发病后 2~19 年因各种并发症死亡率为 11%，3 例死于其他疾病。包括最终死亡病例在内，完全恢复者占 4%；有轻度神经系统症状，能正常工作和生活占 60%；有中度症状，仍能步行，但不能正常工作和生活者占 8%；卧床不起或需坐轮椅者占 28%。

（王逸飞　戚　菲）

第二节　吉兰-巴雷综合征

一、定义

急性炎症性脱髓鞘性多神经炎（AIDP）又称吉兰-巴雷综合征（GBS），是一种自身免疫性疾病。其主要病理改变为周围神经系统的广泛性炎性脱髓鞘。临床上以四肢对称性弛缓性瘫痪为其主要表现。

二、病因与发病机制

目前尚未清楚。近年认为与空肠弯曲菌感染后所致的免疫障碍有关。体液免疫在该病的发病和发展中起主要作用。

三、病理

该病的病变部位主要在脊神经根，也可累及脑神经。病理特点为节段性脱髓鞘和炎性细胞浸润（主要是淋巴细胞），轴索损害相对较轻。脊神经前根较后根受损较重，近段较远端重（图3-1，图3-2）。

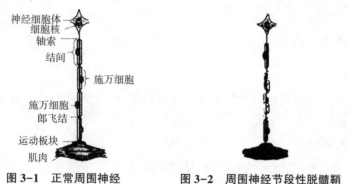

图3-1　正常周围神经　　　　图3-2　周围神经节段性脱髓鞘

四、临床表现

（一）发病情况

任何年龄均可发病，但以青壮年男性多见。四季均有发病，夏、秋季多见。多呈急性或亚急性发病。起病前有前驱感染史（腹泻或上感）。

（二）四肢无力

对称性下运动神经源性瘫痪。四肢肌张力低下，腱反射减弱或消失，无病理征。瘫痪一般近段较重。通常在1~2周内发展到高峰，起病2~3周后可有肌萎缩。

（三）呼吸肌麻痹

少数患者可出现呼吸肌麻痹，是GBS的严重状态，处理不及时可危及患者生命，应严密监护，必要时行气管切开、呼吸机辅助呼吸。

（四）脑神经麻痹

约半数患者可有脑神经损害，以两侧面神经、舌咽、迷走神经双侧受累多见，其次是动眼神经、滑车神经和展神经。

（五）感觉障碍

常为首发症状，以主观感觉障碍为主，多为四肢末端的麻木、针刺感。客观检查可有手套、袜套样感觉减退，也可无感觉障碍体征。

（六）自主神经功能障碍

初期或恢复期常有多汗（交感神经受刺激），部分患者可出现血压不稳、心动过速和心电图异常等。

五、临床分型

本病的临床分型有如下几种。
（1）急性炎症性脱髓鞘性多神经炎（AIDP）。
（2）急性运动轴索神经病（AMAN）。
（3）急性运动感觉轴索神经病（AMSAN）。
（4）Fisher 综合征。
（5）不能分类的吉兰-巴雷综合征。

六、辅助检查

（一）脑脊液

脑脊液检查多表现为蛋白增高而细胞数正常或接近正常的蛋白-细胞分离现象。蛋白在发病 2~3 周后达高峰。

（二）血常规及血沉

白细胞总数增多和血沉增快，多提示病情严重或有肺部并发症。

（三）肌电图检查

肌电图检查改变与病情的严重程度及病程有关。典型改变为神经传导速度减慢、F 波或 H 波反射消失、出现率下降或潜伏期延长。

七、诊断与鉴别诊断

（一）诊断要点
（1）急性或亚急性起病。
（2）四肢对称性下运动神经源性瘫痪，感觉障碍较轻或缺如。
（3）脑脊液有蛋白-细胞分离现象。
（4）电生理检查：神经传导速度减慢，F 波或 H 波反射消失、出现率下降或潜伏期延长。

（二）鉴别诊断

1. 急性脊髓灰质炎　为急性起病的肢体迟缓性瘫痪。但有明显发热，肢体瘫痪为节段性、不对称，无感觉障碍，脑脊液细胞及蛋白均升高。

2. **急性脊髓炎**　颈膨大以上损害，早期可有四肢迟缓性瘫痪，但有传导束型感觉障碍、二便障碍。随病情发展，肌张力逐渐增高、腱反射亢进，可引出病理反射，脑脊液蛋白、细胞正常或轻度升高。

3. **全身型重症肌无力**　有四肢迟缓性瘫痪，但病情逐渐加重，症状呈波动性，多有晨轻暮重，疲劳试验及新斯的明试验阳性，脑脊液正常。

4. **低血钾型周期性瘫痪**　多有反复发作史，无感觉和脑神经损害，脑脊液正常，发作时有低血钾和低钾心电图改变，补钾后症状迅速好转见表3-2。

表3-2　**GBS与低血钾型周期性麻痹的鉴别**

鉴别点	GBS	低血钾型周期性瘫痪
病因	多种病前感染史和自身免疫反应	低血钾、甲状腺功能亢进
病程	急性或亚急性起病，进展不超过4周	起病快（数小时至1天）恢复快（2~3天）
肢体瘫痪	四肢瘫常自双下肢开始，近端较明显	四肢迟缓性瘫痪
呼吸肌麻痹	可有	无
脑神经受损	可有	无
感觉障碍	可有（末梢型）、疼痛	无感觉障碍及神经根刺激征
脑脊液	蛋白-细胞分离	正常
电生理检查	早期F波或H波反射延迟，运动NCV减慢	EMG电位幅度降低，电刺激可无反应
血钾	正常	低，补钾有效
既往发作史	无	常有

八、治疗

1. **严密观察呼吸功能**　出现呼吸肌麻痹时尽早行气管切开、呼吸机辅助呼吸。

2. **加强护理**　保持呼吸道通畅，监测生命体征，翻身拍背，肢体置于功能位，吞咽困难者尽早行鼻饲，预防肺炎、压疮、下肢静脉血栓形成。

3. **免疫治疗**　血浆交换或静脉滴注大剂量免疫球蛋白。

4. **应用激素**　治疗尚有争议，主要用于急性进展期患者。

5. **促进神经修复**　维生素 B_1、维生素 B_{12} 等。

6. **康复治疗**　尽早进行康复训练。

九、预后

（1）大多数患者经积极治疗后预后良好，轻者多在1~3个月好转，数月至1年内完全恢复。

（2）部分患者可有不同程度的后遗症，如肢体无力、肌肉萎缩和足下垂等。

（3）重症患者常因呼吸肌麻痹或肺部并发症死亡。

（熊清源　李　华）

第四章

运动增多病变

第一节 震颤

震颤是指身体的某一部分不自主、有节律和刻板的震荡运动。这些是最常见的运动障碍，通常可以通过它们的节律性与其他异常不自主运动区分开来，同时伴随有主动肌和拮抗肌肌肉群的参与。它们是由于相互支配的骨骼肌的交替性或不规则地同步收缩而产生的。

震颤的确切发病机制仍是未知的。神经生理测试中，主动肌和拮抗肌中发生的肌电图活动是相互交替相反发放的。主动-拮抗肌肉同时出现肌电图放电不是震颤的特点；任何震颤的记录模式可以在很短的时间内发生变化（肌肉的共同收缩，交替性收缩，或抗重力肌单独的收缩）。主动肌和拮抗肌之间更为复杂的关系也会出现。因此，没有通用的方法可以明确地评级、测量震颤，或将震颤分类。临床检查仍然是在震颤评价中最重要的步骤。

一、生理性震颤

生理性震颤通常存在于健康个体中并与许多因素相关。生理性震颤在年轻成人中一般具有 8~12 Hz 的频率，而在老年人群中会降低到 6~7 Hz（表 4-1）。

表 4-1　震颤的大概频率

频率范围（Hz）	震颤类型
1~5	Holmes 小脑性震颤
2~10	多发性硬化
2~12	药物诱导的震颤
2~12	神经性震颤
3~10	帕金森病震颤
3~10	任务和位置特异性震颤
3~12	肌张力障碍性震颤
4~10	心因性震颤
4~8	特发性震颤
7~12	生理性和增强生理震颤
16~25	体位性震颤

外周组成包括肌肉质量和刚度，长和短的环路反射，分组运动神经元的放电频率及肌肉等结构的惯性。生理性震颤的主要组成，即中央发生器，会产生弱的 8~12 Hz 的低振幅运

动，而不受惯性载荷或物理操作的影响。包括心跳（心脏弹道学）在内的其他组成部分也可能有所帮助。使手臂在体前保持垂直并将一张纸穿过伸出的手指时可很好地观察到这种正常的震颤。

最常见的震颤称为增强的生理性震颤（EPT）。当运动单元在肌肉群中开始放电时可能会产生这种震颤。通常，这种类型的震颤在肌肉疲劳，恐惧，兴奋，或情感困扰时会增强。它可能会出现在不同的医疗情形中，例如，甲状腺毒症，嗜铬细胞瘤，儿茶酚胺的摄取，甲基黄嘌呤的使用，药物戒断以及酒精中毒。β受体激动剂会增强生理性震颤，而β受体拮抗剂或$β_2$受体拮抗剂可有效地减缓它。在早期，特发性震颤很难与过度的生理性震颤区分开。

二、病理生理学

许多震颤的病因是未知的。虽然帕金森病（PD）的病变部位主要在黑质，但实验动物中黑质内的病变却没有引发震颤，并且不是所有存在这种程度病变的患者都有震颤。此外，震颤仅出现在50%哌替啶（MPTP）类似物中毒的患者中，MPTP会优先破坏黑质并通常导致模拟PD的发生。然而，即使使用MPTP，震颤也不是帕金森震颤中典型的静止性捻丸样震颤；有更多的动作或姿势成分存在。相比之下，猴中脑的腹内侧被盖病变确实产生了静止性震颤。病理性震颤如ET，肌张力障碍性震颤和PD震颤被认为具有多个中央发生器，产生1~26 Hz的可变频率。

三、病理性震颤

病理性震颤的最有用的分类是基于其临床特征，特别是解剖学分布（近侧或远侧，参与的身体部位），对称性，以及激活它们的最佳条件（表4-2）。当身体的一部分被完全克服重力支撑时会发生静止性震颤（图4-1）。在自主肌肉收缩期间产生的动作震颤可进一步分类为：①姿势性（发生在保持对抗重力位置的身体部位）。②动作性（自主运动期间发生）。③等距性（发生在对抗静止的物体的肌肉收缩中）。

表4-2 震颤的分类

震颤的类型	临床特征	常见实例
姿势性	保持对抗重力的姿势	生理性震颤
		特发性震颤
		药物性震颤
动作性	伴随随意运动	帕金森病
		小脑病变（意向性震颤）
		书写震颤
		Holmes 震颤
等距性	伴随对抗坚硬的、静止的物体的随意肌肉收缩	体位性震颤
体位性震颤	站立时下肢的震颤，在行走或坐下时有所缓解	体位性震颤
		头部创伤
		神经性震颤
肌张力障碍性震颤	由于肌张力障碍引起的身体部位的震颤	痉挛性斜颈
静止性震颤	四肢完全靠对抗重力支撑；随意运动可改善	帕金森病

震颤的类型	临床特征	常见实例
心因性震颤	发病急，不一致，疲劳，牵引术可降低幅度	躯体型障碍
		诈病
		抑郁
扑翼样震颤	维持一定姿势出现的无节律的抖动动作	中毒性和代谢性脑病

静止性震颤通常称为帕金森震颤，见于无自主活动的肢体，受随意运动抑制。可表现为"搓丸样"。

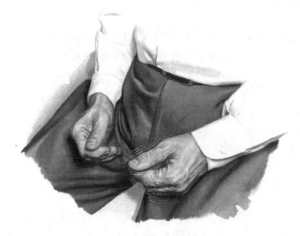

图4-1 静止性震颤

运动型震颤（原发性震颤）（图4-2）通常发生于双侧，是最常见的震颤疾病，肢体目标导向运动时会加重。原发性震颤可能会影响手和面部肌肉。最常见的表现为手部震颤并发颅内肌肉震颤。虽然此种疾病被认为是良性的，但可能会使患者失能。严重的患者可能无法进行基本的日常活动，如用杯子喝水或穿衣。有用的临床线索表明，酒精可暂缓此病的症状。

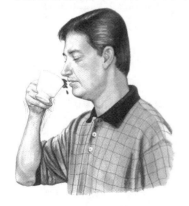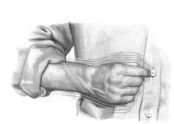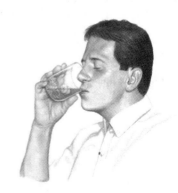

图4-2 运动型震颤

（一）特发性震颤

这种震颤既不是"原发性的"（个人的一种内在特征），也非"良性的"。这是一种获得性震颤，通常会随着年龄的增长而加重，最终可能严重干扰正常的活动。相比生理性震颤

（7～12 Hz），这种类型的动作震颤具有较低的频率（4～8 Hz）。它通常单独发生，与任何其他神经残疾无关。大约 50% 的患者有阳性家族病史，通常包含几乎完全外显率的常染色体显性遗传特性。这些被称为家族性或遗传性震颤。如果 ET 发生在晚年，它又可以被称为老年性震颤。虽然家族型往往发病较早，但它们很少发生在婴儿期或 60 岁后。

ET 的患病率是 PD 的 20 倍（患病率，0.2%～33%）。虽然常规来说患有 ET 并不代表会发展 PD，但是许多伴有 ET 震颤的成人患者起初还是担心他们患有 PD，但最近更多的证据表明 ET 和 PD 之间存在细微的联系。类似地，姿势性震颤可能在帕金森病的其他锥体外系症状发作前已出现多年。常见的基因或类似的病理发现可成为 ET、PT 和 PD 晚期发展的基础。功能神经影像学研究表明一些 ET 患者中出现了多巴胺能缺乏。此外，尸检研究支持这样的关系，即一些 ET 个体的大脑中有经典的路易体病变，与帕金森病中出现的相似。

通常，ET 是指上肢的轻度、对称的姿势性震颤，随意运动可使其加剧。它们通常包括旋前-旋后和延伸-屈曲动作，在严重或晚期病例中，它们可能具有静止性和动作性成分。它们可能会蔓延到头部、脸部、嘴唇、嗓门、颌、舌头、下巴，偶尔会延伸到腿上。

头部震颤可以是横向的（"不-不"）或垂直的（"是-是"）。虽然 ET 是一种单症状性疾病，但近 50% 的患者中可见踯趄步态异常。轻度的帕金森特征（即，静止性震颤，齿轮样，以及快速交替运动后体力不支）也可能存在。与经典的 ET 一样，具有头部震颤变化的患者也有稍高的 PD 发生率。此外，"不-不" 头部震颤某些情况在后期可能是顿挫型，可发展成痉挛性斜颈（肌张力障碍）。

治疗并不是针对不会干扰患者生活质量的轻度震颤。然而，当 ET 开始干扰患者的日常活动时，各种治疗方法都是可用的。尽管大多数患者对 β 肾上腺素受体拮抗剂的药物响应比较合理，如普萘洛尔，但支气管痉挛，阳痿和睡眠改变的负面影响有时是限制性的。其他 β 受体拮抗剂中这些副作用的发生率可能较低。大多数 ET 患者在摄入酒精后会经历震颤的急剧减少。有时，这种反应可有助于 ET 和一些 PD 变型之间的鉴别诊断。酒精可降低小脑的过度活动，通过对 ET 患者的 PET 扫描可证明。然而，随着时间的推移，需要越来越多的酒精才能产生这样的效果。酒精中毒是一种潜在的后果。有时，ET 的治疗是非常令人沮丧的（表 4-3）。在罕见情况下，当患者行为能力显著丧失时，外科手术（丘脑腹外侧核深部电刺激）十分有效。

表 4-3　特发性震颤的药物选择

药物	剂量	注意事项	评论
β 受体拮抗剂			
普萘洛尔	30～240 mg/d	避免患者出现哮喘，心动过缓，心脏衰竭或糖尿病；可能会导致老年人出现记忆困难和困惑	50% 的患者可能会受益，而且益处可能超过 1 年，但剂量的增加可能是必要的。年轻人具有最好的耐受性
美托洛尔（酒石酸美托洛尔）	50～200 mg/d	同上	普萘洛尔的替代药物
抗惊厥药			
扑米酮（麦苏林）	50～1000 mg/d	可能引起共济失调，类似流感的症状，嗜睡	患者有效率高达 50%；对 β 受体拮抗剂不响应的患者可能是有效的
加巴喷丁（诺立汀）	100～2 400 mg/d	可引起轻度嗜睡，头痛和腹部不适	研究显示不一致的改善程度，耐受性良好

续表

药物	剂量	注意事项	评论
托吡酯（妥泰）	25~300 mg/d	可引起消瘦，局部麻痹，嗜睡，或记忆困难	需要从低剂量开始并慢慢增加剂量
苯二氮草类			
氯硝西泮（克诺平）	0.25~4 mg/d	可能引起意识模糊，嗜睡，运动失调，低血压和呼吸暂停	适合间歇性使用；长期使用效力减退
地西泮（安定）	1~10 mg/d	同上	同上
钙通道阻滞剂			
尼莫地平（尼莫通）	30~80 mg/d	可能引发低血压	当其他药物无效时可选择
碳酸酐酶抑制剂			
醋甲唑胺（青光眼片）	100~200 mg/d	可能引起局部麻痹，腹部不适，嗜睡	副作用限制了其实用性，可能有助于声音和头部震颤
A 型肉毒毒素			
肉毒杆菌毒素	随注射肌肉的不同而不同	导致注射肌肉无力	可能有助于声音或头部震颤

（二）静止性震颤

帕金森病及有些变异型均以静止性震颤为特征。经典的"捻丸样"帕金森病震颤既有手指或手的屈-伸，外展-内收，又有手和前臂的旋前，旋后组成部分。刚开始时这通常是单侧的，并可能在相当一段时间内保持非对称性。它是缓慢渐进性的。虽然这主要影响手，有时可能包括脚、下颌和嘴唇。这种 PD 震颤经抗胆碱能药物会有所抑制，而采用左旋多巴等多巴胺受体激动剂的药物，疗效有较少的一致性，但有时会令人印象深刻。有时，人们能看到患者中出现与其他帕金森病特征无关的单症状静止性震颤。与 PD 本身相反，这些孤立的震颤往往难以治疗；然而，有时帕金森病的其他特征确实在治疗多年以后最终出现了效果。

随着对帕金森病的发病机制和治疗越来越多的了解，许多患者错误地认为大多数震颤都与它有关。医师必须能够将比较常见的姿势性 ET 与 PD 中严重的静止性震颤（表4-4）区分开。

表4-4　特发性震颤与帕金森震颤

特征	特发性震颤	帕金森震颤
类型	动作/姿势性	静止性，"捻丸样"
频率	4~10 Hz	3~5 Hz
发病年龄	所有年龄段	中老年
家族病史	往往是一级亲属	无影响
身体部位	手，头，嗓子	手，腿
对称性	通常是对称性发病	非对称性发病，缓慢
病程	稳定或缓慢渐进	当发展到两侧时可渐进至近端
其他的症状	通常是单症状的	强直，运动迟缓，屈曲姿势，平衡问题
起因	橄榄小脑和中脑环路	皮质神经节和皮质小脑环路间的多个发生器
其他	通常为常染色体显性遗传，一般可由酒精减退	可能表现出多种震颤，包括腕关节处 5~8 Hz 的姿势性震颤，可能很难与特发性震颤区分开

（三）体位性和动作性震颤

体位性震颤（OT）是一种经常被误诊的影响中老年人腿部的罕见问题。它通常是因承重而产生，特征是 16~25 Hz 的震颤。等距肢体肌肉收缩这一关键的产生因素引发了震颤。任何其他震颤的频率均小于 16 Hz。通常情况下，如果患者不能坐下或恢复行走，他们会变得苦恼，有时甚至会跌倒。当患者处于坐下或开始步行的非负重环境中这种震颤通常会消退。30% 的 OT 患者也具有腿的特发性震颤。与 OT 相比，这种震颤在行走时并不会减退。

OT 的鉴别诊断是非常有限的，可能原因包括导水管狭窄、脑桥病变、头部创伤和慢性炎症性脱髓鞘性神经病（CIDP）。脑部 MRI 可排除这些病症中的大部分。如果脑部 MRI 是正常的，可用肌电图来排除 CIDP。治疗较困难。加巴喷丁可能对 OT 有所帮助。托吡酯、苯二氮䓬类或丙戊酸的疗效有限。患者的家人和朋友通常对 OT 的性质了解甚少。尤其是当患者在其他方面表现得十分正常时，家人和朋友应该相信这并非由于患者的精神心理因素导致的。患者的焦虑往往是一种结果，也需要治疗。

其他动作性震颤如下所述。

1. 孤立的下巴震颤　家族综合征发病于婴儿期或儿童期；往往是间歇性的和压力诱导型。

2. 肌张力障碍性震颤　肌张力障碍导致的四肢或身体部位的姿势性或动作性震颤；有时可能比它伴随肌张力障碍运动更加明显。

3. 孤立的嗓音震颤　可能是特发性震颤或肌张力障碍震颤的变型，伴随声带的局灶性张力障碍（痉挛性肌张力障碍）。

4. 戒酒综合征　动作/姿势性震颤是酒精戒断综合征的一个突出特点；从戒断状态恢复后，有些人有持续的特发型震颤；其他镇静类药物（巴比妥类，苯二氮䓬类）在长时间使用后停药也可能产生相同类型的震颤

5. 任务-特异性震颤　可能主要会出现在特定任务或姿势的表现中；原发性书写震颤是最常见的，但类似的任务特异性震颤已经在打字员，音乐家和运动员中描述过。

6. 神经性震颤　不规则，不对称的，通常是远端震颤，频率为 3~12 Hz；可能会在休息时发生，伴随姿势和运动，并与外周神经疾病相关；基本病变的成功治疗或使用 β 受体阻滞剂可使其减退。

（四）共济失调意向性震颤（ALT）

这些被归类为动作或运动性震颤。其临床特征与小脑障碍性震颤有相似之处，因而使之成为一个独立的临床实体。震颤不是有意的，但主要发生在主动的、有目的的动作阶段。当四肢都在休息状态和随意运动开始时，AIT 是不明显的。当一个动作开始并继续时，需要调整精细动作（指鼻试验）。在 AIT 的情况下，2~4 Hz 一侧到另一侧的震荡最终会中断运动，并且在目标达成后可以持续几个节拍。共济失调意向性震颤总是与小脑性共济失调一起出现，可能会严重干扰许多熟练行为的表现。

意向性震颤的另一种更剧烈的形式——Holmes 震颤与小脑性共济失调有关，其中手臂轻微抬起或维持一个静态的姿势（手臂外展在肩膀上），会导致宽范围的、有节律性的 2~5 Hz 的"扑翼样"运动，往往可强制性使患者失去平衡。病灶通常在红核附近的中脑里（这种震颤被正式称为红核颤抖症）。目前没有治疗这些震颤的方法。在严重的情况下，外科手术（通常是丘脑切开术）可能会有所帮助。

（五）腭震颤（腭肌阵挛）

这些罕见的震颤是软腭快速节律性的不自主运动。此前被认为是肌阵挛的一种形式（因此称为腭肌阵挛或腭眼球震颤），腭震颤有两种形式：原发性的和有症状的。原发性的腭震颤没有病理基础。它与腭帆张肌的节律性激动有关，往往在因无法入睡而听见咔嗒声的患者中看到。MRI检查表明没有原发性腭震颤中特定的异常情况。

症状性的腭震颤往往与摆动的垂直性眼球震颤，震动幻视和小脑体征相关。它不会被睡眠抑制。与原发性腭震颤不同，这种震颤涉及提腭帆肌。有症状的腭震颤与血管疾病，多发性硬化，脑炎，外伤和神经退行性疾病相关。MRI显示出被盖病变，以及单侧或双侧下橄榄核肿大。

（六）扑翼样震颤

这种震颤的特征是在持续姿势中一系列的无节律中断（持续的肌肉收缩）伴随姿势性肌张力的间歇性减弱。后者是与肌电图沉寂了35~300毫秒的一段时间相关。在此静默期间，肌肉的重力或固有弹性产生了运动。因此，扑翼样震颤在生理学上与震颤和肌阵挛不同。通过要求患者保持手臂外展同时双手背屈以及手指伸直很容易证明这一点。手部弯曲动作每分钟内可能会出现多次。扑翼样震颤可以通过任何肌肉群的持续收缩产生。通常，这是由于手腕的持续背屈或不太常见的伸舌而导致的。正常人困倦时的脖子和手臂会出现这种状况。

扑翼样震颤代表了肝性脑病或尿毒症性脑病的临床表现。有时，在其他代谢和中毒状态下也可发现，包括各种药物引起的医源性情况，如苯妥英钠等抗癫痫药。单侧的扑翼样震颤，在对侧丘脑和脑干的病变中很少发现。用氯硝西泮、丙戊酸钠、丁苯那嗪和氟哌啶醇治疗有时是有帮助的。

（七）药源性（医源性）震颤

许多药物制剂可引起震颤，取决于个人和潜在的疾病。某些药物，如锂，可引起几种类型的震颤，取决于剂量或治疗持续时间。最常见的药物诱导性震颤是与拟交感神经药或抗抑郁药（特别是三环类和血清素再摄取抑制剂）有关的一种增强的生理性震颤。尽管具体的易感危险因素没有得到很好的界定，但ET患者，年长的患者以及妇女被认为患药源性震颤的危险性很大。

服用抗精神病药物，抗多巴胺能药物（包括消耗多巴胺的药物）后，可能会出现帕金森病样静止性震颤。与帕金森病静止性震颤不同，药物诱导的震颤最初是双侧的和对称的。意向性震颤可发生在锂中毒或慢性酒精中毒中。迟发性震颤与长期使用抗精神病药物有关。抗惊厥药苯妥英钠和丙戊酸钠可引起各种动作性震颤。类似增强生理性震颤的动作性震颤也会因用药而产生，如钙通道阻滞剂、胺碘酮、茶碱、肾上腺素、苯丙胺、锂、咖啡因、可卡因、大麻，以及药物或酒精戒断（表4-5）。

表4-5 引起震颤的原因

原因	震颤的类型
酒精戒断	姿势性，意向性
药物戒断	姿势性

原因	震颤的类型
胰岛素（通过导致低血糖）	姿势性
作用于中枢神经系统的药	
抗精神病药	静止性，姿势性
利血平	静止性，姿势性
甲氧氯普胺	静止性，姿势性
抗抑郁药	静止性
锂	静止性，姿势性，意向性
可卡因	静止性
酒精	静止性，意向性
拟交感神经药	
支气管扩张剂（β_2 受体激动剂）	姿势性，意向性
茶碱	姿势性
咖啡因	姿势性
多巴胺	姿势性
锂	姿势性
甲状腺素	姿势性，动作性
甲基黄嘌呤	姿势性
混杂的	
类固醇	姿势性，静止性，意向性
丙戊酸钠：苯妥英钠	姿势性，动作性
抗心律失常药物（胺碘酮）	姿势性，动作性
抗多巴胺能药物（甲氧氯普胺）	姿势性，静止性
美西律：甲状腺激素	姿势性
细胞抑制剂（长春新碱，胞嘧啶）	姿势性，意向性
免疫抑制剂	
环孢素	姿势性

（八）心因性震颤

不常见的无法分类的震颤，有时表现为潜在的精神障碍，在有躯体形式障碍，诈病，或抑郁症的患者中尤为明显。临床表现各不相同，通常是静止性、姿势性或意图性震颤的奇异的不一致的组合。心因性震颤的诊断往往是排除性诊断。疾病早期常常难以确定这种诊断。当没有器质性发展及心理疗法带来缓解时，通过一段时间的观察可很好地确认。

对于心因性震颤，有某些公认的诊断标准。这些标准包括急性发作和自发缓解，导致震颤减少的注意力分散，在运动过程中频率和幅度的变化；躯体化的病史，在被动屈曲或伸展中拮抗肌的共激活，对可接受的治疗或安慰剂或两者均缺乏响应。很少有患者会全身抖动。当运动使患者精疲力竭时，震颤可能自发地或在检查期间停止。更困难的案例主要涉及四肢震颤，往往没有手指的受累。如果不及时识别和治疗，心因性震颤的预后较差。

（杨金迪　张晓君）

第二节　舞蹈症

舞蹈症（来自拉丁语 choreus，舞蹈）是一种异常不自主运动，通常是在远端位置，简单、无节律性、突然的和不规则的，似乎是从身体的一部分流动到另一部分。这些运动出现的时机、方向和分布都是随机的、不可预测的。舞蹈症可被部分抑制；部分患者可将这些结合到被称为运动倒错的半目的性运动中。持续运动不能、无法保持持续的收缩，是舞蹈症的典型特征。

手足徐动症和投掷症有时会与舞蹈症混淆。手足徐动症是一连串缓慢的、扭动的不随意运动，通常会影响肢体远端，但它还可能累及轴向肌肉组织（颈、面部和舌头）。如果手足徐动症变快，有时会与舞蹈症混合，即舞蹈手足徐动症。投掷症是指影响四肢近端的大振幅的不随意运动，可引发投掷和挥舞肢体运动。

舞蹈症患者最初通常都没有在意这些不自主运动。舞蹈症通常首先会被观察员解释为烦躁不安。患者通常会因为自己的动作不协调或笨拙而感到沮丧。

一、病因

舞蹈症起因于丘脑皮质运动通路的基底神经节的调制受到干扰。多种病理生理机制可能参与其中。这些机制包括选择性区域中神经元变性，神经递质受体阻滞剂，基底神经节内其他的代谢因素，以及极其罕见的结构损伤。舞蹈症分为遗传性（主要为 HD），免疫性西德纳姆舞蹈症，药物相关的，结构上的和各种其他病因。舞蹈症的成因如下所述。

1. 遗传性

（1）亨廷顿病。

（2）神经棘红细胞增多症。

（3）Wilson 病。

（4）良性遗传性舞蹈症。

（5）橄榄体脑桥小脑萎缩。

（6）运动失调性毛细血管扩张症。

（7）自发性扭转性肌张力障碍。

（8）抽动障碍。

（9）肌阵挛型癫痫。

（10）齿状核红核苍白球丘脑下核变性。

（11）Gerstmann-Straussler-Scheinker 综合征。

2. 代谢性

（1）氨基酸紊乱（戊二酸环境）。

（2）利氏病。

（3）Lesch-Nyhan 病。

（4）脂代谢紊乱（神经节苷脂贮积病）。

（5）线粒体性肌病。

（6）非酮性高血糖症。

（7）钙、镁或葡萄糖紊乱。

3. 免疫学

（1）西德纳姆舞蹈症（小舞蹈症）。

（2）系统性红斑狼疮。

（3）抗磷脂抗体综合征。

（4）妊娠舞蹈症。

（5）免疫反应。

4. 药物相关

（1）迟发性运动障碍（精神安定药，血清素再摄取抑制剂，其他）。

（2）戒断突发综合征。

（3）拟交感神经药。

（4）可卡因。

（5）抗惊厥药。

（6）避孕药。

（7）锂。

（8）三环类抗抑郁药。

（9）左旋多巴。

（10）金刚烷胺。

（11）多巴胺激动药。

（12）茶碱和 β 肾上腺素能药。

（13）乙醇。

（14）一氧化碳。

（15）汽油吸入。

5. 组织上

（1）脑血管疾病。

（2）多发性硬化。

（3）外伤性脑损伤。

（4）缺氧性脑病。

（5）假性舞蹈手足徐动症（脊髓损伤，周围神经损伤）。

（6）延迟性围生期损伤。

6. 其他

（1）脑炎（病毒，HIV 病毒，莱姆病）。

（2）内分泌功能失调（甲状腺功能亢进症）。

（3）代谢紊乱（低钙血症，高血糖症，低血糖症）。

（4）核黄疸。

（5）营养性（维生素 B_{12} 缺乏）。

（6）Postpump 舞蹈症（心脏旁路）。

（7）正常成熟。

二、病理生理学

壳核、苍白球和丘脑下核是与舞蹈症发展有关的关键病理部位。正常运动模式依赖于直接和间接的运动通路之间关键的生理性平衡的存在。健康的人体内有一种兴奋性谷氨酸途径，起于可兴奋苍白球内部和黑质的丘脑底核。与此同时，这些区域则将信号传至丘脑内的GABA抑制性通路。在一个简化的模型中，底丘脑核的兴奋作用降低或消失，可导致苍白球-丘脑途径的抑制解除。

HD中主要的神经退行性病变发生在尾状核和壳核（纹状体）内。这些变化主要影响可分泌抑制性神经递质GABA的中等大小的"棘状"神经元。这些神经元从纹状体投射到苍白球和黑质。这些特定细胞的选择性损失理论上可导致丘脑抑制减少，即导致活性增加。因此，这种抑制细胞耗竭会导致输出到大脑皮质的信号增加。所产生的运动活动可导致舞蹈症中混乱的、过度的（运动功能亢进的）运动模式。与此同时，HD患者中也有显著相关的颞叶和额叶大脑皮质神经元变性。

在西德纳姆舞蹈症中，各种链球菌蛋白或抗原（链球菌M蛋白）诱导机体内抗神经元IgG抗体的产生。这些抗体与机体内提供基底神经节内神经元抗原的自身细胞交叉反应，如尾状核和丘脑底核。

三、临床表现

舞蹈症的临床表现多种多样，可单独出现或伴随其他不自主运动。从最简单的程度上说，舞蹈症会出现类似烦躁不安的半目的性动作。通过HD中这种特征性的手指、手腕、脚趾和踝关节的快速游移动作可例证。该动作可以是局部的，如在迟发性运动障碍中，这些动作会更重复和刻板。他们可能会表现为撅嘴唇，鼓腮帮，下颌横向或向前运动，或卷舌或吐舌。

不对称舞蹈症，如偏侧舞蹈症，主要影响身体一侧的肢体。有时，舞蹈症仅影响特定功能肌肉群，如呼吸道舞蹈症。当出现更多的弥漫性基底核功能障碍时，舞蹈症常伴有震颤、抽搐和肌张力障碍。之后，舞蹈症对日常活动会造成干扰。例如，肢体舞蹈症可能导致摔倒以及干扰穿衣和进食。脸、下巴、喉部和呼吸肌的舞蹈症最终可能限制言语交流。

在神经系统检查中，有改良的指鼻测试。快速交替运动可通过笨拙的和间断的行为表现来完成。当有显著舞蹈症的患者抓住检查者的手指时，检查者会感觉到像挤奶女工挤奶样的挤压动作。这是持续运动不能的标志。与其他不自主运动一样，如各种运动障碍中所见，舞蹈症也是在行走或运动时加重。可以看到各种眼球运动异常。这些异常包括缓慢而短距眼扫视和追随扫视，眼会聚麻痹和持续凝视不能。帕金森病患者，尤其是运动迟缓和肌张力障碍类型的，这些特点会更明显，特别在疾病的严重阶段。

（一）亨廷顿病

进行性神经退行性疾病是舞蹈症的最常见原因。HD的经典症状包括舞蹈样症状的发展，神经行为改变，并逐渐痴呆。虽然发病年龄为幼童时期到成年晚期，症状通常在40~50岁变得很明显。HD症状在患者中的范围和严重程度各不相同，发病年龄和临床进展的速度也是如此。早期发病与严重程度的增加和更迅速的进展相关。例如，成人发病的HD通常持续15~20年，而青少年HD的病程往往会持续8~10年。

初期的临床表现可能是神经或精神方面的。早期特征性的表现包括轻微的人格改变的逐步发展，健忘，笨拙和舞蹈症样的发展，手指或脚趾的不停地运动。神经行为的改变包括情感和行为障碍。患者表现为更加烦躁，多疑，冲动，缺乏自制力和快感缺乏。有时，焦虑、抑郁、躁狂、强迫症行为和激动都可见于疾病早期。之后可能发展为思想上的严重扭曲及偶尔出现幻觉，如声音的感知、洞察力或没有外界刺激的其他感觉。相比舞蹈症本身，青少年形式的 HD 更常表现为肌张力障碍、强直或小脑共济失调。

认知功能减退的特点是进行性痴呆或有关理解、推理、判断和记忆的心理过程的逐渐受损。典型的早期症状包括健忘，注意力不集中，更难以专心，以及通过情感暴发，无责任性地处理经济问题，或性滥交表现的多种形式的失控。语言交往困难，包括用语言表达想法，开始交谈，或理解别人的话并适当地做出回应方面存在问题。

运动障碍的特征是笨拙、平衡困难和坐立不安动作的逐渐发生。早期舞蹈症可能仅限于手指和脚趾，后来延伸到手臂、腿、面部和躯干。最终，舞蹈症逐渐遍及全身。有时在疾病后期可见帕金森病和肌张力障碍。许多 HD 患者会发展为一种具有特征性的走路方式，可能是不稳定的、不连贯的、蹒跚的和像跳舞一样的。最终，将会出现姿势不稳、吞咽困难和构音障碍。

后期疾病阶段的特点是重度痴呆症和进行性运动功能障碍；患者通常会变得无法行走、饮食摄入不良、无法照顾自己，最终停止说话，导致持续性植物人状态。危及生命的并发症可能是由于严重摔伤造成，有时甚至会导致硬膜下血肿，营养不良，感染，窒息，吸入性肺炎或心力衰竭。

（二）西德纳姆舞蹈症

西德纳姆舞蹈症是舞蹈症的其他公认形式。它是与 A 组 β-溶血性链球菌导致急性风湿热（ARF）的感染的自身免疫反应有关。随着抗生素在 A 型链球菌感染中的广泛使用，目前在经济发达的国家已经非常少见。疾病初期的特征通常是咽喉炎，随后 1~5 周会突然出现急性风湿热。舞蹈症主要发生在 5~15 岁年龄段的患者中。它通常直到初期的咽痛症状发生 1~6 个月后才出现。西德纳姆舞蹈症可能作为一个孤立的状况发生或是并发于 ARF 的其他特异性特征。起初，这些孩子往往被描述为不寻常的躁动不安，攻击性，或"过分情绪化"。舞蹈症的分布通常是全身性的，而这些动作包括比较快或快速、不规则的、不可控的、急动的动作，但在睡觉时就会消失，并可能增加压力、疲劳和兴奋性。还有些孩子被证实有情绪和行为障碍。

通常，在绝大多数孩子中，西德纳姆舞蹈症是一种自限性的病症，在持续平均 9 个月至 2 年的时间内会自行消退。然而，有时舞蹈症残留的迹象和行为的异常会出现波动超过 1 年以上。在约 20% 的患者中，西德纳姆舞蹈症可能复发，一般在初次发病 2 年左右。

四、鉴别诊断

对表现为舞蹈症的患者的诊断考虑是比较广泛的，当一个成年人具有舞蹈症、痴呆症和家族病史的典型三联征时，HD 是舞蹈症中最常见的原因，通常很容易被诊断出来。还有一些神经退行性疾病，也具有三核苷酸重复扩增，与 HD 的表型相似。这些拟表型包括脊髓小脑萎缩症（SCA2，SCA3）和齿状核红核苍白球丘脑下部核萎缩（DRPLA）。此外，还有一些其他的 HD 样疾病（HDL1，HDL2，HDL3），它们可能表现为 HD 样表型。西德纳姆舞蹈症的发病较早，缺乏特征性精神障碍，而且通常是自限性的。伴随精神功能障碍的舞蹈症也可能会出现在系统性红斑狼疮（SLE）的患者上。这些患者通常起病较急，伴随更多局限性的舞蹈症，以及特征性 SLE 的临床和血清学异常。既往还有复发性血管血栓形成史或自然流产，并且在泼尼松治疗后，这些症状可以消失史。

长期接受精神病药物治疗的精神病患者表现出迟发性运动障碍（TD）时，其做出的不自主运动有时也会给诊断提出一些问题。相比舞蹈症中的非重复性和流动性，这些 TD 运动通常是可重复的。TD 患者通常有显著的口-舌-颊运动障碍。与 HD 患者不同，这些患者的步态通常是正常的。类似的心理功能障碍会与一些痴呆症相伴发生，尤其是老年痴呆症或皮克病等语言容易受累的疾病。肌阵挛比舞蹈症更常见，特别是伴随有海绵状脑病，如 Creutzfeldt-Jakob 病。极少数情况下，结构性基底神经核病变，尤其是梗死或出血或伴随的真性红细胞增多症，可导致急性局灶性舞蹈症，或偏侧投掷症。

如果舞蹈症发病于儿童时期，需要对包括脑白质营养不良症和神经节苷脂贮积病在内的其他可遗传性病症进行区别。神经棘红细胞增多症是另一种遗传性运动障碍，也表现为轻度舞蹈症、抽动、帕金森病和肌张力障碍。实验室检查结果包括血清肌酸磷酸激酶和红细胞中棘红细胞的增加。在所有年龄组中，必须始终注意其对药物或毒素的可能反应。

五、诊断

（一）亨廷顿病

舞蹈症患者的评估包括详细的家族史及测试，以排除其他可能的病理生理机制。基因检测是目前针对 HD 最精确的测试。导致该疾病的突变包括 CAG 重复序列的不稳定性扩增。该基因位于 4p16.3 并用于被称为亨廷顿蛋白的编码中。

舞蹈症的早期实验室和成像研究具体如下。

（1）甲状腺激素测定。

（2）电解质测定仪。

（3）全血细胞计数（寻找棘红细胞）。

（4）抗核抗体试验（SLE）。

（5）抗链球菌溶血素-O 抗体检测。

（6）违禁药物的尿液毒理筛选。

（7）脑部 MRI*/PET。

（8）亨廷顿病基因检测。

基因检测可用于具有 HD 患病风险的症状前个体；需要进行仔细的检测前和检测后咨询来防止个体自杀风险，这些个体需要研究才能知道是否患病。其他检查并不是那么重要，但通常会进行磁共振成像（MRI）和计算机断层扫描（CT）。为了更好地描述受累的皮质下组织，头部 MRI 优于 CT 扫描。可能会看到尾状核萎缩。正电子发射断层扫描（PET）通常显示纹状体内的葡萄糖代谢减退。

（二）西德纳姆舞蹈症（小舞蹈症）

诊断主要依赖于最近患有链球菌咽炎的儿童或青少年中急性舞蹈症的识别。这种组合满足了 ARF 的诊断标准。ARF 的其他表现不是诊断所必需的。由于早期感染和运动障碍的发作之间存在延迟，对急性期反应的测试的作用较小。这些测试包括红细胞沉降率、C 反应蛋白和白细胞增多。上述链球菌感染的证据包括 A 组链球菌的阳性咽拭子培养，抗链球菌溶血素 O 滴度的增加，或其他抗链球菌抗体。脑部 CT 通常无法显示异常。头部 MRI 往往是正常的，但有时也会在基底神经核显示出可逆的高信号。PET 和 SPECT 显示有可逆的纹状体代谢亢进。

（三）妊娠舞蹈症

妊娠期间开始的任何病因引起的舞蹈症被称为妊娠舞蹈症（CG）。它最常见于年轻女性，平均年龄为 22 岁。CG 常常与子痫有关。至少 35% 的 CG 患者之前有过与西德纳姆舞蹈症相关的急性风湿热（RF）的病史。现在 CG 是很不常见的，可能是由于抗生素日益广泛的使用使 RF 的发病率有所下降。据推测，雌激素和孕激素可能使多巴胺能受体致敏，导致先前存在基底神经节病变的个体出现舞蹈症。

六、治疗

考虑药物干预的条件是需要将舞蹈症的快速可逆因素排除。治疗取决于症状的严重程度；轻度舞蹈症通常不需要任何治疗。使用阻断多巴胺或耗竭多巴胺药物对舞蹈症进行治疗。多巴胺拮抗剂氟哌啶醇和匹莫齐特是首选药物。苯二氮䓬类药物是另一种可能的治疗方法，它可提供一种非特异性手段来抑制舞蹈症。对于严重的舞蹈症，有时可考虑多巴胺耗竭剂如利血平或丁苯那嗪。

亨廷顿舞蹈症患者的整体治疗需要一个综合多学科研究方法，包括对症支持性医疗管理，心理支持，物理、职业或言语治疗和遗传学咨询。往往更具体的附加支援服务对患者本身及其家属都会有所帮助。并无可行的特效疗法用以减缓、改变或逆转 HD 进展。丁苯那嗪是一种耗竭多巴胺的药物，可有效地减轻舞蹈症；它最近被批准用于 HD 患者的治疗。

西德纳姆舞蹈症通常不是失能障碍；然而，受累更严重的患者会伴随有更严重的舞蹈症，需要短时间的治疗，可能对多巴胺拮抗剂或丙戊酸有效。严重受累的患者可通过免疫抑制剂，血浆置换或静脉注射免疫球蛋白而改善。药物治疗时间不宜过长，因为症状缓解一定会出现。针对 ARF 的青霉素预防是可取的。

预后取决于舞蹈症的病因。药物性舞蹈症通常是暂时的。过去有风湿性舞蹈症病史的患者在妊娠期间更容易发展为舞蹈症或药物引发的舞蹈症，如服用苯妥英钠或口服避孕药。

七、未来发展方向

目前的研究是针对 HD 的遗传学、病理生理学、症状和进展更加清晰的定义及新的药物制剂的定义。神经保护作用是指神经元结构、功能和活力的保存，因此神经保护疗法是针对 HD 的潜在病变，而不是具体的症状。因此，最终可延缓甚至阻止 HD 临床表现的疾病修饰神经保护疗法的发展对于具有遗传性风险的个体是非常适合的。HD 中临床前发现研究确定了许多不同的靶点，以及调节这些靶点的方法。其中一些正开始在早期有症状的 HD 受试者中发展为大规模的功效研究。细胞模型也为研究突变亨廷顿 mRNA 变化的早期和直接的效应提供了一种非常重要的方法，以鉴定在 HD 的早期病理中发挥作用的基因群。与此同时，可以减缓已在临床上受累于 HD 的患者的进展的替代性治疗药物将会非常受欢迎。

（甄　宁　李满红）

第五章

神经认知障碍

第一节　谵妄

一、概述

谵妄也称急性脑病综合征，是病因非特异的综合征，为一种意识异常状态，一般特征认知功能普遍受损，尤其是注意力和定向力受损，通常有知觉、思维、记忆、精神运动、情绪和睡眠·觉醒周期的功能紊乱。大多急性起病（数小时或数天），病程具有波动性（一天之中病情可有波动），通常在夜间恶化。谵妄的流行病学研究因不同人群、不同疾病来源和处于疾病不同阶段及诊断评估方法的灵敏度和特异度不同结果差异很大，目前发病率和患病率研究多来源于老年人和综合医院患者。Fann 等对大多数前瞻性研究回顾发现，被送到医院治疗的患者中谵妄的发病率为 3%~42%，患病率为 5%~44%。

随年龄的增加，谵妄的发病率和患病率呈上升趋势。高桥等报道谵妄患病率按年龄区分为 20~29 岁 1.8%，30~39 岁 1.4%，40~49 岁 2.7%，50 岁以上为 10.7%。Folstein 等在社区流行病学研究中发现，18 岁以上人口谵妄的患病率为 0.4%，55 岁以上人口谵妄的患病率为 1.1%，85 岁以上人口谵妄的患病率为 13.6%。

谵妄在有躯体疾病的老年患者中患病率是很高的。一般住院患者为 11%~16%，髋关节术后患者为 4%~53%，老年病房住院患者为 16%~50%，养老机构中可达 60% 以上，ICU 中 >65 岁伴内科疾病或手术后患者为 70%~87%，临终前患者可达 83%。

谵妄出现在躯体疾病的急性期或病情严重时，有时可以作为疾病恶化的指征之一。住院治疗期间死亡率占 22%~76%，3~6 个月死亡率 20%~30%，1 年死亡率高达 50%。在校正了年龄、性别、躯体疾病严重度等影响因素后，谵妄显著增加死亡风险。术后伴有谵妄的老年患者出院 30 天后仍有较显著的认知功能损害。谵妄中症状不能完全缓解的相关因素为既往存在认知损害，纵向研究也发现谵妄症状的持续和进展更多归因于潜在的痴呆，痴呆与谵妄的共病也很常见，痴呆患者中谵妄的发生率是非痴呆患者的 2.5~3 倍。

总之，谵妄可发生于任何年龄，常见于老年患者和伴有严重躯体疾病的患者，谵妄可能带来较高的死亡率、住院时间延长、医疗消耗增加以及更加持续严重的认知功能损害。

二、病因和发病机制

谵妄是在非特异性病因作用下出现了脑功能活动紊乱，多因素综合作用构成谵妄的病因学基础，目前较为公认的是"应激-易感模型"，认为谵妄的发生涉及来自患者自身的易感因素和外界的促发因素的相互作用。在一种或多种易感因素存在的情况下，大脑储备下降，功能削弱。如果有促发因素影响大脑内环境，导致脑内神经递质、神经内分泌和神经免疫水平的急性变化就可能引起谵妄。当基线易感性低，即使明显暴露于促发因素中也很难发生谵妄，反之，患者易感性很高时，促发因素很微弱谵妄也会出现。

谵妄的易感因素包括：高龄、认知功能损害、严重躯体疾病或脏器功能失代偿（感染、心力衰竭、癌症、脑血管病）、抑郁症、视听障碍、营养不良、水电解质失衡、药物/酒精依赖等。也有研究提出 ApoE 基因多态性与谵妄发生有关，但研究结果并不一致。谵妄的促发因素包括：手术、外伤、严重生活事件、疲劳、睡眠不足、外界刺激过少或过多、环境恐怖陌生单调等，在痴呆患者中单纯环境因素也会成为促发谵妄的因素如更换住所或照料者改变。药物也是影响谵妄发生的重要因素，如镇痛药、抗生素、抗胆碱能药、抗惊厥药、抗帕金森药、镇静催眠药、抗精神病药、抗抑郁药、中枢兴奋剂、皮质醇激素、抗肿瘤药等。

谵妄的发病机制假说包括神经递质改变、中毒、应激、信息输入障碍等。有较多证据支持的是胆碱能低下-多巴胺能过度活动假说，该假说支持多种病理生理因素转化为神经环路的功能活动异常，引发一系列临床症状。具有抗胆碱能活性的药物可以导致谵妄，缺氧、维生素 B 族缺乏、电解质紊乱、低血糖等都可以影响氧化代谢过程使乙酰胆碱合成减少，与年龄相关的胆碱功能降低也会增加患谵妄的可能性，多巴胺的过度活动，γ-氨基丁酸和5-羟色胺的水平变化也与谵妄发生有关。其他病理机制可能直接或间接地影响了脑功能改变，如脓毒血症可能会产生神经炎性反应症，可以导致小胶质细胞活化以及神经元损伤，内皮细胞损伤又会破坏血-脑屏障等。

三、临床表现

尽管谵妄的病理生理学差异很大，但现象学表达却类似，目前对谵妄症状特征的认识更倾向于谵妄是在注意障碍和意识改变基础上表现为广泛的认知过程受损。

1. **注意和意识障碍**　是谵妄的核心症状，患者对环境的感知清晰度下降，可以从轻度混浊到浅昏迷状态，注意的指向、集中、维持、转换困难，检查时可以发现患者有注意涣散或注意唤起困难，数字广度测验、划销测验等注意测查明显受损。

2. **记忆损害**　累及短时和长期记忆，可因谵妄程度不同有差异，一般即刻和短时记忆与注意损害关系更为密切。

3. **定向障碍**　患者不能辨识周围环境、人物甚至自我。轻度谵妄时，时间地点定向损害较人物和自我定向损害更突出。

4. **语言障碍**　包括命名性失语、言语错乱、理解力受损、书写和找词困难等，极端病例中出现言语流畅性困难，言语不连贯。

5. **思维过程异常**　从接触性离题、病理性赘述到思维破裂不等。

6. **睡眠-觉醒周期紊乱**　非常常见，可以从白天打盹和夜间紊乱到 24 小时睡眠觉醒周期的瓦解。

7. **运动异常**　可以表现为活动减少或明显的紊乱性兴奋。

8. **感知觉障碍**　可有大量的、生动逼真的、鲜明的、形象性的错觉及幻觉，以视觉障碍为主，患者有恐惧、紧张、兴奋、冲动等反应。少数患者错觉及幻觉不明显。

9. **妄想** 被害妄想是谵妄中最常见的妄想类型，相对不系统，呈片段性多变，可与幻觉等有关联。

10. **情感改变** 情绪稳定性差，可以有焦虑、淡漠、愤怒、烦躁不安、恐惧等多种情绪反应，情绪转换没有明显关联性，不能自控。

谵妄可以分为三种精神活动类型：高活动型、低活动型和混合型，可能与病因、治疗和结局有关。高活动型通常活动水平增高，兴奋、丧失对行为的控制，警觉性增高，言语量多，幻觉妄想多见，一般死亡率较低、痊愈率较高。低活动型容易被忽视，通常活动水平降低，反应迟缓、淡漠，言语少，嗜睡较多，与组织缺氧等代谢紊乱病因有关，预后较差。混合型有以上两种类型交替或混合表现。

四、诊断和鉴别诊断

谵妄的诊断是结合病史特点、躯体检查、精神检查及相关辅助检查首先明确谵妄综合征诊断，进一步找寻可能的诱发和促发因素，形成病因学诊断。

1. **ICD-10 标准的诊断要点**

（1）意识模糊：即对环境的感知清晰度下降，伴有集中、保持或转移注意的能力减退。

（2）认知紊乱，表现为以下两项：

1）即刻回忆和近期记忆损害，远期记忆相对完整。

2）时间、地点或人物定向障碍。

（3）至少存在下列精神运动性障碍中的一项：

1）迅速、不可预知地从活动减少转变到活动过多。

2）反应时间延长。

3）语流增加或减少。

4）惊跳反应增强。

（4）睡眠或睡眠-觉醒周期障碍，至少表现出下列中的一条：

1）失眠（严重时睡眠可完全缺失，白天可出现也可不出现瞌睡），或睡眠-觉醒周期颠倒。

2）症状在夜间加重。

3）令人苦恼的梦和梦魇，可延续为觉醒后的幻觉和错觉。

（5）症状发生急，并有昼夜波动。

（6）病史、躯体和神经系统检查或实验室检查的客观依据，说明存在大脑或全身性疾病（与精神活性物质无关），并推断它与 1~4 各项的临床表现有关。

2. **DSM-5 标准的要点**

（1）注意（即指向、聚焦、维持和转移注意的能力减弱）和意识（对环境的定向减弱）障碍。

（2）该障碍在较短的时间内发生（通常为数小时到数天）。表现为与基线注意和意识相比的变化，以及在一天的病程中严重程度的波动。

（3）额外的认知障碍（记忆力缺损，定向不良，语言，视空间能力，或知觉）。

（4）诊断标准（1）和（3）中的障碍不能用其他先前存在的、已经确立的或正在进行的神经认知障碍更好地解释，也不出现在觉醒水平严重减低的背景下，如昏迷。

（5）病史、躯体检查或实验室检查发现的证据表明，该障碍是其他躯体疾病，物质中毒或戒断（即由于滥用毒品或药物），或接触毒素，或多种病因的直接的生理性结果。

最常用的谵妄评估工具包括：意识模糊评定法（CAM）广泛用于综合医院筛查诊断谵妄，它的拓展版本（CAM-ICU）用于重症监护室谵妄的评定；1998 年修订版谵妄评估量表包含了语言、思维过程、运动性激越、运动型迟滞及五个认知领域评估，既能澄清诊断又能评估症状严重性，是一个信效度都较好的用于谵妄全面症状评估的量表。除此之外，谵妄的评估还涉及认知功能的评定。

脑电图是谵妄诊断和鉴别中重要的辅助检查手段，谵妄的脑电图特点为优势节律变慢或缺失、θ 或 δ 波弥散、背景节律结构差以及睁闭眼反应消失等。谵妄伴有明显幻觉妄想、言语行为紊乱及情感紊乱需要鉴别精神分裂症和伴有精神病性症状的情感障碍；谵妄表现为明显的认知功能损害需要鉴别阿尔茨海默病和其他类型的痴呆；谵妄起病急，并有恐惧紧张等情绪反应及意识状态改变，需要鉴别急性应激反应。

五、治疗和预防

谵妄的处理是一个整体过程，涉及针对病因学的处理、精神症状治疗及危险因素控制等多个方面，治疗措施包括非药物和药物干预。

1. **预防策略** 这是一个跨学科团队的整体干预过程，采取定向指导、治疗认知损害、减少精神药物使用、增加活动、促进睡眠、保持营养及水电平衡、提供视觉听觉辅助等措施，控制谵妄危险因素。围术期评估及术后右美托嘧啶替代苯二氮䓬类药物和阿片类镇痛药也可减少谵妄发生率。建立老年健康咨询，有针对性的健康教育也会减少伴有躯体疾病老年患者谵妄的发生及改善谵妄造成的功能损害。

2. **对因治疗** 病因治疗是谵妄的根本性治疗措施。积极找寻素质性和诱发因素，针对这些因素采取处理措施非常重要，如电解质紊乱的纠正，感染性疾病的感染控制，药源性谵妄的药物减停，中毒时的解毒处理等。同时还要积极加强支持治疗，并防止新的诱发因素出现。如果谵妄状态与心理社会因素有关，应去除心理及环境等因素，加强心理干预。

3. **对症治疗** 对行为紊乱突出的活动增多型谵妄患者可应用抗精神病药改善谵妄症状。氟哌啶醇是治疗谵妄最常用的药物，它的多巴胺阻滞作用可较好控制谵妄的行为情感和精神病性症状，用量从 1.5~10 mg 不等。第二代抗精神病药物也用于谵妄的治疗，但氯氮平因其较强的抗胆碱能作用不推荐使用。苯二氮䓬类药物一般只用于酒精和镇静催眠药戒断所致的谵妄。活动减低型谵妄的治疗以病因和支持治疗为主，以往有研究推荐甲氯芬酯，研究证据尚不充分。

4. **照料和看护** 尽量保持患者及其周围环境安全，环境刺激最优化及减少感觉障碍的不良影响，运用定向技术、给予情感支持，减少和防范伤害行为等都有助于谵妄的恢复。在治疗谵妄状态的同时，要向家属解释病情及性质、危险等，使家属能保持镇静情绪，防止悲观、绝望，并坚持较长期地照顾患者，特别是注意患者的安全，防止发生意外，鼓励患者在短暂的神志清醒期间进行适当的交流等。

六、预后

谵妄是急性脑病综合征，但并不意味所有患者都能完全康复，其转归与患者的基础健康状况等相关。预后与转归包括以下五种。

（1）短期内完全康复。

（2）意识障碍加重，进展为浅昏迷或昏迷并发其他疾病，甚至脏器功能衰竭死亡，谵妄引起的死亡率较高。

（3）一过性认知、情感、行为障碍逐渐恢复，老年期谵妄持续时间可达数周至数月。

（4）进展为慢性脑病综合征，残留认知损害及人格改变等器质性损害症状。

（5）合并出现功能性精神疾病，包括精神分裂症、情感障碍、创伤后应激障碍等，这种情况较为少见。

（丁　佳　蒋东波）

第二节　阿尔茨海默病

阿尔茨海默病（AD）是一种起病隐袭、进行性发展的慢性神经退行性疾病，临床上以记忆障碍、失语、失用、失认、执行功能等认知障碍为特征，同时伴有精神行为异常和社会生活功能减退。1906 年，德国神经精神病学家 Alzheimer 报告了首例患者，大脑病理解剖时发现了该病的特征性病理变化即老年斑、神经原纤维缠结和神经元脱失。AD 曾被称为早老性痴呆和老年性痴呆。现一般将 65 岁以前发病者称早发型，65 岁以后发病者称晚发型；有家族发病倾向的称家族性 AD（FAD），无家族发病倾向的称散发性 AD。符合临床诊断标准的 AD 病程多在 10 年左右。

一、流行病学

1. **患病率与发病率**　阿尔茨海默病是一种常见的老年病。国内外的患病率研究有一些差异，大部分研究报道的结果为，65 岁以上的老年人中 AD 的患病率为 2%~5%。女性 AD 的患病率高于男性，女性为男性的 1~2 倍。患病率随年龄增加而增加。少数研究者进行了痴呆的发病率研究，我国张明园等报道了上海社区老人中痴呆的年发病率分别为 65 岁及以上者为 1.15%，70 岁及以上者为 1.54%，75 岁及以上者为 2.59%，80 岁及以上者为 3.54%，85 岁及以上者为 3.23%。

2. **危险因素**　年龄与 AD 患病显著相关，年龄越大患病率越高。60 岁以上的老年人群，每增加 5 岁患病率约增加 1 倍。女性患者约为男性患者的 2 倍。AD 与遗传有关是比较肯定的，大部分流行病学研究都提示，痴呆家族史是 AD 的危险因素。载脂蛋白 E（APOE）等位基因 $\varepsilon 4$ 是 AD 的重要危险因素。Apo E$\varepsilon 4$ 等位基因在尸解证实的 AD 患者中的频率为 40% 左右，而在正常对照人群中约为 16%。脑外伤作为 AD 危险因素已有较多报道，严重脑外伤可能是某些 AD 的病因之一。有甲状腺功能减退史者，患 AD 的相对危险度高。抑郁症史，特别是老年期首发抑郁症是 AD 的危险因素。低教育水平与 AD 的患病率增高有关，可能的解释是早年的教育训练促进了皮质突触的发育，使突触数量增加和"脑贮备"增加，因而减低痴呆发生的风险。

二、病因与发病机制

AD 为多病因复杂疾病，其发病机制尚未完全阐明。多年来，AD 的病因和发病机制研究取得了许多进展，下面分别介绍几种主要的病因与发病机制理论。

1. **遗传** 三个常染色体显性遗传基因的突变可引起家族性 AD。21 号染色体的 APP 基因突变导致 Aβ 产生和老年斑形成，另外两个是早老素 1 和早老素 2 基因（PS1、PS2）。PS-1 位于 14 号染色体，PS-2 位于 1 号染色体。在家族性 AD 患者中检测到上述 3 个基因突变的概率低于 10%，在散发性 AD 患者中检测到上述 3 个基因突变的概率低于 1‰。载脂蛋白 E（APOE）基因是 AD 的重要危险基因。APOE 基因定位于 19 号染色体，编码的 APOE 是一种与脂质转运有关的蛋白质。在大脑中，APOE 是由星形细胞产生，在脑组织局部脂质的转运中起重要作用，与神经元损伤和变性后，髓鞘磷脂的代谢和修复密切相关。APOE 有三种常见亚型，即 E2、E3 和 E4，分别由三种复等位基因 ε2、ε3 和 ε4 编码。APOEε4 等位基因的频率在家族性和散发性 AD 中显著升高。家族性 AD 的 APOEε4 等位基因的频率最高，约为 50%，经尸解确诊的 AD 患者的 APOEε4 也比较高，散发性 AD 的频率在 16% ~ 40%。携带 APOEε4 等位基因使 AD 的风险增加而且使发病年龄提前。APOEε2 等位基因似乎具有保护效益，携带此基因可减少患病风险，使发病年龄延迟。APOE 等位基因型为 ε4/ε4 的患病风险最高，至少增加 8 倍。

2. **老年斑** 为神经元炎症后的球形缠结，其中包含退化的轴突和树突，伴有星形细胞和小胶质细胞增生，此外还含有多种蛋白酶。老年斑的主要成分是 β 淀粉样蛋白（Aβ），它是 β 淀粉样前体蛋白（APP）的一个片段。APP 为跨膜蛋白，由 21 号染色体的 APP 基因编码，其羧基端位于细胞内，氨基端位于细胞外。正常的 APP 代谢的酶切位点在 Aβ 的中央被 α 分泌酶切断，故不产生 Aβ。异常代谢是先由 β 分泌酶在氨基端的第 671 个氨基酸位点后将 APP 切断，产生一条可溶性 β-APP 和一条包含全部 Aβ 的羧基端片段；后者再经分泌酶切断，释出 99 个氨基酸的羧基端片段和具有神经毒性的 Aβ。Aβ 为异质多肽，其中含 42 和 40 个氨基酸的 Aβ 多肽毒性最大（Aβ-42 和 Aβ-40），Aβ42 是老年斑的主要成分，Aβ40 主要见于 AD 的血管性病损。Aβ 的神经毒性作用是通过自由基、刺激细胞死亡程序或刺激胶质细胞产生肿瘤坏死因子等炎性物质而使神经元死亡的。

3. **神经原纤维缠结** 是皮质和边缘系统神经元内的不溶性蛋白质沉积。在电子显微镜下，构成缠结的蛋白质为双股螺旋丝，主要成分是过度磷酸化的 tau 蛋白。tau 蛋白的分子量为 5 万 ~ 6 万，是一种微管结合蛋白。编码该蛋白的基因位于 17 号染色体的长臂。tau 蛋白对维持神经元轴突中微管的稳定起重要作用，而微管与神经元内的物质转运有关。tau 精氨酸序列的重要特征是 C 末端 3 个或 4 个重复序列，这些系列组成微管结合位点。tau 蛋白过度磷酸化后，其与微管的结合功能受到影响，参与形成神经原纤维缠结。现在对 tau 蛋白的磷酸化机制尚不明确。蛋白激酶和谷氨酸能神经元的活性异常可能与 tau 蛋白的过度磷酸化有关。

4. **氧化应激** 氧化应激学说是 AD 的发病机制之一。蛋白质糖残基增多称为糖化，蛋白质糖化会增加细胞的氧化应激压力。老年斑和神经原纤维缠结的主要成分 Aβ 和 tau 蛋白是过度糖化的蛋白质。AD 的易感皮质区的神经元 DNA 受损明显，反映氧化应激水平的 8-羟基鸟嘌呤浓度升高。在 AD 的脑细胞中，能量代谢过程中的酶的活性严重减少，如丙酮酸脱氢酶、α-酮酸脱氢酶等。这些酶的活性严重不足可能是由于编码这些酶的 DNA 受到了氧化性损害所致。

5. **神经递质** AD 的胆碱能神经系统有特异性的神经递质缺陷。AD 患者的皮质和海马的胆碱乙酰基转移酶（ChAT）减少，胆碱能神经元合成和释放乙酰胆碱明显减少。ACh 减少不仅与痴呆的认知症状密切相关，而且也与患者的生物节律改变和谵妄有关。人脑中谷氨酸是主要的兴奋性神经递质，谷氨酸激活亲离子受体，引起钙离子和钠离子内流。亲离子的谷氨酸受体过度激活在 AD 的发病中起重要作用。人脑中主要的抑制性神经递质是 γ 氨基丁酸（GABA），在 AD 等神经退化性疾病中，谷氨酸脱羧酶水平下降，GABA 结合位点减少。不过，目前对 GABA 系统在 AD 的发病中的作用还知之甚少。去甲肾上腺素和 5-羟色胺是脑中主要的单胺能神经递质。AD 患者脑中去甲肾上腺素总量和再摄取量都有减少，合成去甲肾上腺素的酪氨酸羟化酶减少，脑干的蓝斑中神经元脱失。蓝斑神经元受损程度及去甲肾上腺素减少的程度与认知功能减退的程度无关，与 AD 的情感症状有关。AD 患者的缝际核中的神经元有脱失，皮质和脑脊液中 5-羟色胺及其代谢产物浓度有降低，5-羟色胺的改变可能与 AD 的非认知性精神症状如抑郁、攻击行为等有关。

目前较为公认的是淀粉样蛋白级联学说和 tau 蛋白异常学说。近年来有学者认为淀粉样蛋白级联学说过于简单，不能阐明 AD 病理进展，而提出新的理论，包括"双通道假说"和"宿主反应假说"，前者认为共同的上游分子事件损害导致 Aβ 升高和 tau 过度磷酸化，后者认为年龄相关等病因学因素导致多种 AD 相关的宿主反应。炎症、氧化应激反应、激素变化等可调节 Aβ 和 tau 蛋白代谢的作用机制，导致神经元退化，这些机制还有待阐明。

三、临床表现

AD 通常是隐袭起病，病程为持续进行性进展。临床表现可分为认知功能缺损症状和非认知缺损的精神神经症状，两者都将导致社会生活功能减退。

（一）认知功能缺损症状

痴呆的认知功能损害通常包括记忆障碍、失认、失用和失语及由于这些认知功能损害导致的执行功能障碍。

1. **记忆减退** 记忆障碍是诊断的必备条件。痴呆患者的记忆损害有以下特点：新近学习的知识很难回忆；事件记忆容易受损，比远记忆更容易受损；近记忆减退常为首发症状。

2. **语言障碍** 早期患者尽管有明显的记忆障碍，但一般性的社交语言能力相对保持。深入交谈后就会发现患者的语言功能损害，主要表现为语言内容空洞、重复和赘述。语言损害可分为三个方面，即找词能力、造句和论说能力减退。命名测验可以反映找词能力。患者可能以物品的用途指代名字，如用"写字的东西"代替"笔"。语言词汇在语句中的相互关系及排列次序与句法知识有关。句法知识一般不容易受损，如有损害说明痴呆程度较重。当痴呆程度较轻时，可能会发现患者的语言和写作的文句比较简单。论说能力指将要说的句子进行有机的组合。痴呆患者论说能力的损害通常比较明显，他们可能过多地使用代词，而且指代关系不明确，交谈时语言重复较多。除了上述表达性语言损害外，患者通常还有对语言的理解困难，包括词汇、语句的理解，统称皮质性失语症。

3. **失认症** 指在大脑皮质水平难以识别或辨别各种感官的刺激，这种识别困难不是由于外周感觉器官的损害如视力减退所致。失认症可分为视觉失认、听觉失认和体感觉失认。这三种失认又可分别表现出多种症状。视觉失认可表现为对物体或人物形象、颜色、距离、空间环境等的失认。视觉失认极容易造成空间定向障碍，当视觉失认程度较轻时，患者容易在陌生的环境迷失方向，程度较重时，在熟悉的地方也会迷路。有视觉失认的患者阅读困难，不能通过视觉来辨别物品，严重时不能辨别亲友甚至自己的形象，患者最终成为"精神盲"。听觉失认表现为对声音的定向反应和心理感应消失或减退，患者不能识别周围环境声音的意义，对语音、语调及语言的意义难以理解。体感觉失认主要指触觉失认。体感觉失认的患者难以辨别躯体上的感觉刺激，对身体上的刺激不能分析其强度、性质等。严重时患者不能辨别手中的物品，最终不知如何穿衣、洗脸、梳头等。

4. 失用症 指感觉、肌力和协调性运动正常，但不能进行有目的性的活动，可分为观念性失用症、观念运动性失用症和运动性失用症。观念性失用症指患者不能执行指令，当要求患者完成某一动作时，他可能什么也不做或做出完全不相干的动作，可有模仿动作。观念运动性失用的特点是不能模仿一个动作如挥手、敬礼等，与顶叶和额叶皮质间的联络障碍有关。运动性失用指不能把指令转化为有目的性的动作，但患者能清楚地理解并描述命令的内容。请患者做一些简单的动作如挥手、敬礼、梳头等可以比较容易地发现运动性失用。大部分轻中度痴呆可完成简单的和熟悉的动作；随着病情进展，运动性失用逐渐影响患者的吃饭、穿衣及其他生活自理能力。

5. 执行功能障碍 执行功能指多种认知活动不能协调有序地进行，与额叶及有关的皮质和皮质下通路功能障碍有关。执行功能包括动机，抽象思维，复杂行为的组织、计划和管理能力等高级认知功能。执行功能障碍表现为日常工作、学习和生活能力下降。分析事物的异同，连续减法，词汇流畅性测验，连线测验等神经心理测验可反映执行功能的受损情况。

（二）精神行为症状

痴呆的精神行为症状常见于疾病的中晚期。患者早期的焦虑、抑郁等症状，多半不太愿意暴露。当病情发展至基本生活完全不能自理、大小便失禁时，精神行为症状会逐渐平息和消退。明显的精神行为症状提示痴呆程度较重或病情进展较快。痴呆的精神行为症状多种多样，包括失眠、焦虑、抑郁、幻觉、妄想等，大致可归纳为神经症性、精神病性、人格改变、焦虑抑郁、谵妄等症状群。

（三）神经系统症状和体征

轻中度患者常没有明显的神经系统体征。少数患者有锥体外系受损的体征。重度或晚期患者可出现原始性反射，如强握、吸吮反射等。晚期患者最明显的神经系统体征是肌张力增高，四肢屈曲性僵硬呈去皮质性强直。

临床上为便于观察，根据疾病的发展，大致可将 AD 分为轻度、中度和重度。

1. 轻度 近记忆障碍多是本病的首发症状，并因此引起家属和同事的注意。患者对新近发生的事容易遗忘，难以学习新知识，忘记约会和事务安排。看书读报后能记住的内容甚少，记不住新面孔的名字。注意集中困难，容易分心，忘记正在做的事件如烹调、关闭煤气等。在不熟悉的地方容易迷路。时间定向常有障碍，记不清年、月、日及季度。计算能力减退，很难完成 100 连续减 7。找词困难、思考问题缓慢，思维不像以前清晰和有条不紊。早期患者对自己的认知功能缺陷有一定的自知力，可伴有轻度的焦虑和抑郁。在社会生活能力方面，患者对工作及家务漫不经心，处理复杂的生活事务有困难，诸如合理地管理钱财、购物、安排及准备膳食。工作能力减退常引人注目，对过去熟悉的工作显得力不从心，患者常回避竞争。尽管有多种认知功能缺陷，但患者的个人基本生活如吃饭、穿衣、洗漱等能完全自理。患者可能显得淡漠、退缩、行动比以前迟缓，初看似乎像抑郁症，但仔细检查常没有抑郁心境、消极及食欲和睡眠节律改变等典型的抑郁症状。此期病程约持续 3~5 年。

2. **中度**　随着痴呆的进展，患者记忆障碍日益严重，变得前事后忘，记不住自己的地址，忘记亲人的名字，但一般能记住自己的名字。远记忆障碍越来越明显，对个人的经历明显遗忘，记不起个人的重要生活事件，如结婚日期，参加工作日期等。除时间定向外，地点定向也出现障碍，在熟悉的地方也容易迷路，甚至在家里也找不到自己的房间。语言功能退化明显，思维变得无目的，内容空洞或赘述。对口语和书面语的理解困难。注意力和计算能力明显受损，不能完成20连续减2。由于判断能力损害，患者对危险估计不足，对自己的能力给予不现实的评价。由于失认，患者逐渐不能辨认熟人和亲人，常把配偶当作死去的父母，最终不认识镜子中自己的影像。由于失用，完全不能工作，患者不能按时令选择衣服，难以完成各种家务活动，洗脸、穿衣、洗澡等基本生活料理能力越来越困难，需要帮助料理。常有大小便失禁。此期患者的精神和行为症状比较突出，常表现情绪波动、不稳、恐惧、激越、幻觉、妄想观念及睡眠障碍等症状。少数患者白天思睡，晚上活动。大部分患者需要专人照料。此期的病程约为 3 年左右。

3. **重度**　一般不知道自己的姓名和年龄，更不认识亲人。患者只能说简单的词汇，往往只有自发语言，言语简短、重复或刻板，或反复发某种声音，最终完全不能说话。对痛觉刺激偶尔会有语言反应。语言功能丧失后，患者逐渐丧失走路的能力，坐下后不能自己站立，患者只能终日卧床，大、小便失禁，进食困难。此期的精神行为症状渐减轻或消失。大部分患者在进入此期后的 2 年内死于营养不良、肺部感染、褥疮或其他躯体病。若护理及营养状况好，又无其他严重躯体病，仍可存活较长时间。

四、实验室及辅助检查

1. **脑电生理**　AD 早期脑电图的改变主要是波幅降低和 α 节律减慢。少数 AD 患者早期就有脑电图 α 波明显减少，甚至完全消失。随病情进展，可逐渐出现较广泛的中波幅不规则 θ 活动，以额、顶叶比较明显。晚期可出现弥漫性慢波，但局灶性或阵发性异常少见。典型情况是在普遍 θ 波的背景上重叠着 δ 波。事件相关脑电位（ERP）是近年较受重视的脑电生理新兴技术。有研究表明 N400 或 P600 异常的 MCI 患者，在 3 年内进展为痴呆的概率为 87%~88%。

2. **脑影像学检查**　CT 对 AD 的诊断与鉴别诊断很有帮助。CT 检查的突出表现是皮质性脑萎缩和脑室扩大，伴脑沟裂增宽。颞叶特别是海马结构的选择性萎缩是 AD 的重要病理变化，MRI 比 CT 能更早地探测到此变化。目前的神经影像学技术能从分子水平、细胞水平、代谢水平和微循环等角度对 AD 患者脑结构与功能进行全面评估，其诊断 AD 的作用已发生巨大改变。2011 年，美国国立衰老研究所-阿尔茨海默病协会（NIA-AA）新标准已正式纳入三种影像标志用于确诊或辅助诊断 AD，包括淀粉样蛋白 PET 成像阳性，MRI 显示内侧颞叶、海马萎缩和 FDG-PET 显示的颞顶叶代谢降低。淀粉样蛋白 PET 成像通过 Aβ 显像剂可直接在活体动态观察 AD 脑中 Aβ 沉积的分布，对 AD 早期诊断具有独特优势，对鉴别 MCI 亚型、评估疾病预后很有价值。磁共振成像包括结构磁共振成像（sMRI）和功能成像（fMRI），新标准中的 sMRI 影像标志有利于 AD 痴呆和 MCI 诊断，它显示的脑萎缩程度与认知评估结果显著相关，有助于监测 AD 痴呆进展。FDG-PET 显像测定的大脑皮层葡萄糖代谢率主要反应神经和突触活性，故可以利用对血流、代谢等检测对 AD 进行早期诊断和鉴别诊断。

3. 脑脊液检查 AD 患者的脑脊液常规检查一般没有明显异常。AD 患者脑脊液中的 tau 蛋白升高，Aβ42 降低，具有辅助诊断价值。检测 CSF 中 Aβ42 诊断 AD 的特异度大于 90%，敏感度大于 85%。AD 的 CSF 总 Tau 蛋白（T-tau）水平显著升高，约为正常对照组的 3 倍，但特异性较低，在脑卒中、Creutzfeldt-Jakob 病和大部分神经退行性病变中均有升高。研究发现，磷酸化 Tau 蛋白（P-tau）与 T-tau 相比，对 AD 的特异性更高。抑郁症、脑卒中、血管性痴呆、帕金森病的 P-tau 水平可以正常。采用高灵敏度的单克隆抗体技术检测多种不同位点磷酸化 P-tau 水平，如苏氨酸 181、231 位点和丝氨酸 199、235、396 等系列位点，能鉴别额颞叶痴呆、路易体痴呆。

4. 神经心理测验 AD 病的神经心理缺陷在某些方面可能更为突出。记忆功能受损最严重，而短期记忆又比某些长期记忆容易受损。疾病早期语言功能相对保持，但语言理解和命名能力比口语重复和造句更易受损。AD 的顶颞叶受损最明显，而原始性运动、感觉和视觉皮质结构相对保持完好。这些损害特点能够解释语言、视觉空间等主要高级认知功能易受损。AD 的中颞叶损害也较明显，包括海马、海马旁回等结构，这可解释 AD 的记忆损害。"晶态"认知功能与经验和知识密切相关，推理能力为具体表现。"液态"认知功能是指与认知内容无关的基本认知功能，与吸收和加工外界信息的速度和灵活性密切相关，主要由遗传决定，从注意集中能力及动作的灵活性可反映出来。正常衰老的"晶态"认知功能不会减退，经过训练，此功能还可增强，"液态"认知功能虽有减退，但程度轻而且缓慢，相反，AD 患者的上述两种认知功能都显著下降，而且"液态"认知功能下降的时间显著提前。

五、诊断与鉴别诊断

（一）诊断

国内目前使用的诊断工具是 ICD-10 精神与行为障碍分类。AD 的诊断仍然依靠排除法，即先根据认知功能损害情况，判断是否有痴呆，然后对病史、病程、体检和辅助检查的资料进行综合分析，排除各种特殊原因引起的痴呆后才能作出 AD 的临床诊断，确诊 AD 有赖于脑组织病理检查。痴呆患者由于认知功能损害而不能提供完整可靠的病史，故更多的情况下是要通过知情人包括亲属和照料人员来了解病史，然后对患者进行精神检查和体格检查。精神检查前，通常会用一个简短的标准化的痴呆筛查工具对患者的认知功能进行初步检查，国内外使用最多，信度和效度比较好的是简明智力状态检查（MMSE）。该测验简便易行，可在短时间内了解患者的总体认知情况，但这种筛查并不能代替详细的精神检查。精神检查的重点是评价患者的认知功能状态，在体格检查时要特别强调对患者进行详细的神经系统检查。最后进行痴呆诊断的实验室检查。诊断 AD 的常规辅助检查项目应包括血、尿、粪常规检查、胸部 X 线检查、血清钙、磷、钠、钾、肝、肾功能，梅毒筛查，艾滋病毒筛查，血 T_3、T_4 测定，血维生素 B_{12} 及叶酸测定，脑电图检查，脑 CT 或 MRI 检查。

2011 年美国国立衰老研究所-阿尔茨海默病协会（NIA-AA）新修订了 AD 诊断标准，该标准把 AD 病程分为三个阶段：无症状的 AD 临床前期、AD 所致轻度认知损害期和 AD 所致痴呆期，不同病程阶段有不同的生物学标志物变化。采用分子诊断技术可在活体检测到 AD 相关生物标志，及早评估 AD 的发展变化，指导临床早期诊断与治疗。

无症状的 AD 临床前期可细分为三阶段：年龄、遗传和环境因素交互作用下，首先出现淀粉样蛋白（Aβ）代谢异常和大量聚集；随后发生突触功能失调、胶质细胞激活、神经纤维缠结形成、神经元凋亡等早期神经退行性变；接着发生轻微认知功能下降（比 MCI 临床症状更轻）。

生物标志物异常与上述 AD 病理生理级联过程相一致：首先是 CSF 中 Aβ42 水平降低、正电子发射断层扫描（PET）成像 Aβ 示踪剂沉积增加；随后出现神经元损伤的标志物如 CSF 中总 tau（T-tau）蛋白或磷酸化 tau（P-tau）蛋白升高、18-氟脱氧葡萄糖（FDG）PET 成像显示颞顶区代谢降低，磁共振成像（MRI）显示内侧颞叶、边缘叶和颞顶区皮质结构萎缩。临床前期诊断依据几乎完全基于 AD 生物学标志物。NIA-AA 标准纳入了上述 5 种生物标志物用于临床诊断。AD 所致 MCI 记忆减退等认知损害表现，但日常生活功能不受影响，是介于正常老化与痴呆之间的过渡状态，具有转化为 AD 痴呆的高风险。Aβ 聚积和神经元损伤两类生物标志用于此期，有助于建立与 AD 临床损害有关的病理变化，尤其是代表神经元损害的标志物，可提示 MCI 进展为 AD 痴呆的可能性。

新标准中基于上述标志物的存在与否，把此期分为三类：很可能的 AD 所致 MCI、可能的 AD 所致 MCI 和不可能的 AD 所致 MCI，Aβ 聚积和神经元损伤标志物均呈阳性为很可能 AD 所致 MCI，两者之一阳性而另一种不能检测验证时为可能的 AD 所致 MCI，两者均阴性则不大可能是 AD 所致 MCI，以便提高 MCI 的诊断准确率。AD 所致痴呆期是指 AD 病理生理变化引起的临床综合征，依据检测生物学标志物确定痴呆患者潜在的 AD 病理变化，并把此期分为很可能的 AD 痴呆、可能的 AD 痴呆和不太可能的 AD 痴呆。上述 5 种生物学标志物在痴呆期和 MCI 期均可作为辅助诊断指标。

（二）鉴别诊断

1. **血管性痴呆** 血管性疾病是痴呆的第二位原因，脑影像学检查和 Hachinski 缺血指数评分有助于血管性痴呆与 AD 初步鉴别。Hachinski 缺血评分总分为 18 分，≥7 分很可能为血管性痴呆；≤4 分很可能为非血管性痴呆，主要是 AD；5~6 分很可能为混合性痴呆。CT 或 MRI 检查发现血管性病灶有助于明确诊断。

2. **额颞叶痴呆** 额颞叶痴呆比 AD 少见，其早期表现主要是行为和情绪改变或者语言障碍，而记忆障碍通常是 AD 的首发症状。额叶和颞叶萎缩是额颞叶的特征，而脑广泛性萎缩和脑室对称性扩大多见于 AD。

3. **进行性核上性麻痹** 进行性麻痹以眼球运动障碍、皮质下痴呆、通常伴有锥体外系症状为其临床特征，系典型的皮层下痴呆。

4. **抑郁症** 老年性抑郁症可表现为假性痴呆易与 AD 混淆。抑郁性假性痴呆患者可有情感性疾病的病史，可有明确的发病时间，抑郁症状明显，认知缺陷也不像 AD 那样呈进展性全面性恶化态势。定向力、理解力通常较好。除精神运动较迟钝外，没有明显的行为缺陷。病前智能和人格完好，深入检查可显露抑郁情绪，虽应答缓慢，但内容切题正确。抗抑郁治疗疗效良好。

5. **帕金森病** AD 的首发症状为认知功能减退，而帕金森病的最早表现是锥体外系症状。AD 患者即使合并有锥体外系症状，也很少有震颤者，但在帕金森病患者中有震颤者高达 96%。

6. **正常压力脑积水** 本病除痴呆外常伴有小便失禁和共济失调性步态障碍，脑压不高。

CT 或 MRI 检查可见脑室扩大，但无明显的脑皮质萎缩征象。同位素池扫描可见从基底池到大脑凸面所需时间延迟至 72 小时以上。

7. **脑瘤** 以痴呆为突出临床表现的脑瘤主要见于额叶、颞叶或胼胝体肿瘤，除痴呆表现外常可见颅内压增高征象，脑血管造影、CT 或 MRI 检查可明显看出脑瘤部位。

六、治疗

本病病因不明，目前尚无特效治疗，现证实有效的治疗方法基本上都属于对症治疗。AD 的治疗包括针对认知功能减退和非认知性精神症状的治疗。治疗方法包括躯体治疗（主要是药物治疗）和社会心理及支持治疗。

（一）认知功能缺损的治疗

1. 胆碱酯酶抑制剂

（1）多奈哌齐：通过竞争和非竞争性抑制乙酰胆碱酯酶，从而提高脑细胞突触间隙的乙酰胆碱浓度。其特点是半衰期长，为（103.8±40.6）小时，血浆蛋白结合率高（92.6%），两周后才能达稳态血浓度。口服药物后吸收较好，达峰时间为（5.2±2.8）小时，可每天单次给药。常见的不良反应有腹泻、恶心、睡眠障碍。约 50% 的患者认知功能有明显改善。停药后，患者的认知功能水平在 3~6 周内降至安慰剂治疗的水平。多奈哌齐的推荐起始剂量是 5 mg/d，1 月后剂量可增加至 10 mg/d。如果能耐受，尽可能用 10 mg/d 的剂量，高剂量可获得较好的疗效，但也容易产生胆碱能不良反应。

（2）卡巴拉汀：属氨基甲酸类，能同时抑制乙酰胆碱酯酶和丁酰胆碱酯酶。其半衰期约为 10 小时，达峰时间为 0.5~2 小时。该药的推荐剂量为 6~12 mg/d。临床试验表明，疗效与剂量相关，日剂量大于 6 mg 时，其临床疗效较为肯定，但高剂量治疗时，不良反应也相应增多。

（3）石杉碱甲：由中国研发的胆碱酯酶抑制剂，系从石杉科植物千层塔中提取的生物碱。常用剂量是 0.2~0.4 mg/d。不良反应相对较少，包括头晕、食欲缺乏、心动过缓。大剂量时可引起恶心和肌肉震颤等。

2. 谷氨酸受体拮抗剂 美金刚作用于大脑中的谷氨酸-谷氨酰胺系统，为具有中等亲和力的非竞争性的 N-甲基-D-天冬氨酸（NMDA）的拮抗剂。当谷氨酸以病理性过量释放时，美金刚可减少谷氨酸的神经毒性作用，当谷氨酸释放过少时，盐酸美金刚可以改善记忆过程所必需的谷氨酸的传递。用法是第 1 周每天 5 mg，第 2 周每天 10 mg、第 3 周每天 15 mg、第 4 周每天 20 mg，分 2 次服用。维持量为每次 10 mg，每天 2 次。

（二）社会心理治疗

社会心理治疗的目的主要是尽可能维持患者的认知和社会生活功能，同时保证患者的安全和舒适。主要内容是帮助患者家属决定患者是住院治疗还是家庭治疗或日间护理等；帮助家属采取适当的措施以防患者自杀、冲动攻击和"徘徊"等，以保证患者的安全。帮助家属解决有关法律问题如遗嘱能力及其他行为能力问题。社会治疗很重要的方面是告知有关疾病的知识，包括临床表现、治疗方法、疗效、病情的发展和预后转归等，使家属心中有数，同时让家属或照料者知晓基本的护理原则。

（王 丽 明峰宇）

第六章

神经肌肉接头疾病

第一节 重症肌无力

重症肌无力（myasthenia gravis）是乙酰胆碱受体抗体（AchR-Ab）介导的、细胞免疫依赖及补体参与的神经-肌肉接头（neuromuscular junction，NMJ）传递障碍的自身免疫性疾病。也就是说重症肌无力是在某些具有遗传素质的个体中，产生抗乙酰胆碱受体抗体为代表的自身循环抗体，以神经肌肉接头处为靶点，在补体参与下破坏突触后膜烟碱型乙酰胆碱受体（nicotinic acetylcholine receptor），造成突触间隙和突触前膜的形态和生理功能异常，神经肌肉接头传递障碍，导致临床上随意肌病态的易疲劳和无力，休息或用抗胆碱酯酶抑制药后可缓解的特征表现。

1672年，英国医生 Willis 描述了一例肢体和延髓肌极度无力患者，可能是最早的 MG 记述。约200年后，法国医生 Herard 首次描述该病肌无力的典型波动性。1893年，Goldflam 首次对本病提出完整说明，并确定延髓麻痹特点，也称为 Erb-Goldflam 综合征。1895年，Jolly 首次使用重症肌无力（myasthenia gravis）的概念，还用假性麻痹（pseudo paralysis）概念说明尸检缺乏结构性改变；最早证明通过重复刺激运动神经使"疲劳"肌肉不断应答电流刺激，可复制肌无力，建议用毒扁豆碱（physostigmine）治疗本病而未被重视，直至1932年 Reman 及1934年 Walker 证实此药的治疗价值。

1901年，Laquer 和 Weigert 首次注意到 MG 与胸腺瘤的关系，1949年，Castleman 及 Norris 首先对胸腺病变进行了详尽描述。

1905年，Buzzard 发表了 MG 临床病理分析，指出胸腺异常和肌肉淋巴细胞浸润（淋巴溢，lymphorrhagia），还指出 MG 与甲状腺功能亢进（Graves 病）及肾上腺机能减退症（Addison 病）有密切关系，现已证明它们存在共同自身免疫基础。

1960年，Simpson 及 Nastuk 等各自独立地从理论上阐明 MG 的自身免疫机制。1973年后，MG 自身免疫机制通过 Patrick、Lindstrom、Fambrough、Lennon 及 Engel 等一系列研究者的杰出工作得到确立。

1973年，Patrick 和 Lindstrom 用电鳗电器官提取纯化 AchR 作为抗原，与 Freund 完全佐剂免疫家兔成功制成 MG 动物模型实验性自身免疫性重症肌无力（EAMG），为 MG 免疫学说提供了有力证据。EAMG 模型 Lewis 大鼠血清可测到 AchR-Ab，并证明该抗体结合部位就在突触后膜 AchR，免疫荧光法检测发现 AchR 数目大量减少。

许贤豪教授总结 MG 的特点有：临床上是活动后加重，休息后减轻，晨轻暮重的选择性骨骼肌无力；电生理上是低频重复电刺激波幅递减，微小终板电位降低；单纤维肌电图上颤抖（jitter）增宽；药理学上是胆碱酯酶抑制剂治疗有效，对箭毒类药物的过渡敏感性；免疫学上是血清 AchR-Ab 增高；免疫病理上是神经肌接头（NMJ）处突触后膜的皱褶减少、变平坦和突触后膜上 AchR 减少。

一、流行病学

该病在世界各地均有发生。重症肌无力的发病率为（30~40）/10 万，患病率约 50/10 万，估计我国有 60 万 MG 患者，南方发病率较高。胸腺在其发病中起一定作用。

任何年龄组均可发病，常见于 20~40 岁，有两个发病高峰。40 岁前女性患病率为男性的 2~3 倍；60~70 岁，多为男性并发胸腺瘤，总的男性与女性比为 4∶6。胸腺瘤多见于 50~60 岁中老年患者；10 岁以前发病者仅占 10%，家族性病例少见。

二、病因与发病机制

神经肌肉接头由突触前膜、突触间隙和突触后膜组成，在突触后膜存在乙酰胆碱受体（muscle nicotinic acetylcholine receptor，AchR）、胆碱酯酶和骨骼肌特异性的酪氨酸激酶受体（muscle-specific receptor tyrosine kinase，MuSk），后者对 AchR 在突触后膜具有聚集的作用，此外突触前膜也存在少量的 AchR。MG 和自身免疫相关，80% 的患者存在乙酰胆碱受体抗体，该抗体和补体结合破坏突触乙酰胆碱受体，造成突触后膜结构破坏，使终板信息传递障碍。最近发现 20% 的 MG 患者出现 AchR 抗体阴性，这些患者出现骨骼肌特异性的 MuSK 抗体阳性，导致 AchR 脱落出现症状，乙酰胆碱受体抗体的产生可能和胸腺的微环境有关，但 MuSK 抗体产生的原因不明确。病毒感染和遗传因素在发病中具一定促发作用。在严重的 MG 及并发胸腺瘤的患者出现抗肌浆网的雷阿诺碱受体抗体（ryanodine receptor antibodies，RyR-Ab），在胸腺瘤患者常出现抗 titin 抗体（antititin antibodies）。在少数患者可能存在抗胆碱酯酶抗体和抗突触前膜 AchR 抗体。

虽然其确切发病机制不完全清楚，但肯定的是重症肌无力是一种以神经肌肉接头处为靶点的自身免疫性疾病。证据是：①85%~90%MG 患者血清可检出 AchR-Ab，正常人群及其他肌无力患者（-），具有诊断意义。②MG 患者血清 AchR-Ab 水平与肌无力程度相关，血浆交换后 AchR-Ab 水平降低，病情随之好转，1 周后随 AchR-Ab 水平回升，病情又恶化。③AchR-Ab 可通过血-胎盘屏障由母体传给胎儿，新生儿 MG 出生时血清 AchR-Ab 水平高，病情重，若能存活，血清 AchR-Ab 水平逐渐下降，病情渐趋好转。④将 MG 患者血浆、血清、引流液及 IgG 或 AchR-Ab 注入小鼠，可被动转移 MG 使小鼠发病，若把发病小鼠血清被动转移给健康小鼠，同样可引起 EAMG。⑤NMJ 在体标本试验显示，将鼠正常腓深神经-伸趾长肌标本放在 MG 患者血清或血清提取物中孵育，用低频重复电刺激神经，肌肉复合动作电位及微小终板电位波幅明显降低，用正常血清清洗后检测，电位波幅完全恢复。⑥AchR-Ab 主要针对 AchR 的 α-亚单位细胞外区 N 端 61~76 是主要免疫源区（main immunogenic region，MIR）。自身免疫的启动及胸腺在 MG 中的作用机制目前有 3 个学说。

1. **分子模拟假说** 由于先天遗传性因素决定某些个体胸腺易被某些病毒所感染，被感染的胸腺上皮细胞变成上皮样（肌样）细胞，其表面出现新的抗原决定簇。机体对此新抗原决定簇发动免疫攻击，而该抗原决定簇的分子结构与神经肌肉接头处突触后膜 AchR 相似，于是启动对 AchR 自身免疫应答。约 90%MG 患者有胸腺病变，胸腺增生和肿瘤分别占

75%和15%~30%。

2. 病毒感染 单纯疱疹病毒糖蛋白D与α-亚单位160~170氨基酸相同，逆转录病毒多聚酶序列和α-亚单位MIR 67~76部分序列相似。

3. 胸腺阴性选择过程被破坏和"自身模拟"假说 如胸腺瘤上存在一种15.3万蛋白，它既不与α-Butx结合，也不表达主要免疫区（MIR），但与AchR有部分交叉反应。这也许是一种自身免疫原。

病理上约70%成人型MG患者胸腺不退化，重量较正常人重，腺体淋巴细胞增殖；约15%MG患者有淋巴上皮细胞型胸腺瘤，淋巴细胞为T型淋巴细胞。NMJ病理改变可见突触后膜皱褶丧失或减少，突触间隙加宽，AchR密度减少。免疫化学法证实，残余突触皱褶中有抗体和免疫复合物存在。

三、临床表现

（一）一般表现

重症肌无力可发病于任何年龄，多数患者的发病在15~35岁。一般女性多于男性，女和男之比为3:2，男性发病年龄较晚，在60~70岁达到发病高峰。在青春期和40岁以后则男女发病率相等。在40~49岁发病的全身型重症肌无力多伴胸腺瘤。

（二）首发症状

起病隐袭，侵犯特定随意肌，如脑干运动神经核支配肌（眼肌、咀嚼肌、面肌、吞咽肌和发音肌），以及肩胛带肌、躯干肌、呼吸肌等，表现波动性肌无力或病态疲劳。50%~65%患者首先眼外肌受累。最早出现症状为眼睑下垂（25%）、复视（25%）。也有以延髓部肌肉无力为首发，表情呆板、面颊无力（3%）；构音困难、进食易呛（1%）。也可以肢体症状首发，下肢无力，包括下肢酸软、上楼费力等（13%）；上肢上举和梳头无力（3%）。

（三）病程

典型病程是起病第1年首先影响眼肌，1年内陆续影响其余部分的肌肉，不同肌群交替出现症状或从一处扩展到另一处。四肢近端肌疲劳重于远端，多数患者双侧同时受累。有20%~25%病程中自发缓解。近年来由于治疗方法和呼吸器械的改进，重症肌无力死亡率约4%。老年患者常表现为眼睑下垂、吞咽、咀嚼和讲话困难，肌无力持续存在，常合并胸腺瘤，预后较差。

（四）体格检查

主要是眼球活动障碍、眼睑下垂和复视。也可有咽肌或全身肌无力。疲劳试验阳性。腱反射一般存在或较活跃，肌肉萎缩仅出现在晚期，无感觉障碍和肌肉压痛，无病理反射。

（五）加重或危象诱发因素

感染、高热、精神创伤、过度疲劳等可为诱因。一些药物使症状突然恶化，这些药物包括：抗生素如四环素、氨基糖苷类抗生素和大剂量青霉素；抗心律失常药物如奎尼丁、普鲁卡因胺、普萘洛尔、苯妥英钠；抗疟疾药如奎宁、风湿和感冒药物；精神药物；抗痉挛药物；激素类如ACTH、皮质激素、催产素、口服避孕药和甲状腺激素；α和β干扰素、青霉胺；肌松药和麻醉药物。应避免使用。

20%的患者在怀孕期间发病，30%的患者在怀孕期间症状消失，45%的患者症状恶化。

分娩后 70% 症状加重。

（六）重症肌无力危象

重症肌无力患者急骤发生呼吸肌无力、不能维持换气功能。重症肌无力危象是神经科急诊。由于咽喉肌和呼吸肌无力，患者不能吞咽和咯痰，呼吸极为困难，常端坐呼吸，呼吸次数增多，呼吸动度变小，可见"三凹征"。按危象不同的发生机制可分为 3 种。

1. **肌无力危象**（Myasthenic crisis）　发生于没有用过或仅用小剂量抗胆碱酯酶剂的全身型的重症患者，由于病情加重，抗胆碱酯酶药物不足而造成。最常见，90% 以上危象均为此型。多有诱发因素，常见的诱发因素有全身感染、分娩、药物应用不当（庆大霉素、链霉素等抗生素，安定、吗啡等镇静呼吸抑制剂）等。注射新斯的明或依酚氯铵可缓解症状。

2. **胆碱能危象**（Cholinergic crisis）　抗胆碱酯酶药物过量造成，见于长期服用较大剂量的抗胆碱酯酶剂的患者，常有短时间内应用过量的抗胆碱酯酶药物史。有胆碱能性不良反应的表现如出汗、肌束颤动、瞳孔缩小、流涎、腹痛或腹泻等。注射新斯的明症状加重，用阿托品后症状可好转。发生率为 1.1%~6%。近年临床上十分罕见。

3. **反拗性危象**（Brittle crisis）　抗胆碱酯酶剂量未变，但突然对抗胆碱酯酶药物失效。原因不明，少数在感染、电解质紊乱、胸腺手术后等发生。无胆碱能不良反应出现。依酚氯铵、新斯的明或阿托品注射后均无变化。

3 种危象可用依酚氯铵试验鉴别，用药后肌无力危象可改善，胆碱能危象加重，反拗危象无反应。

（七）重症肌无力伴发疾病

1. **胸腺瘤**　80% 的患者有胸腺异常，10%~40% 的患者有胸腺瘤。胸腺增生多见于青年女性，胸腺髓质区有淋巴结型 T 细胞浸润和生发中心，有产生 AchR 抗体的 B 细胞和 AchR 特异性 T 细胞，肌样细胞合并指状树突细胞增多，并指状树突细胞与 T 细胞密切接触。胸腺增生。

多见于 40~60 岁，20 岁以下患者伴发少见。一般说伴有胸腺瘤的临床症状严重。胸腺瘤在病理上可分为上皮细胞型、淋巴细胞型和混合型。也可从另一角度分非浸润型（Masaoka 分期 I、II 期）和浸润型（Masaoka 分期 III、IV 期）两大类。以非浸润型占多数，非浸润型的胸腺瘤本身常无临床症状，大多是在给 MG 患者做纵隔 CT 检查时发现。

（1）WHO 胸腺瘤分类的临床意义：

1）A 型和 AB 型浸润性较小。

2）B 型浸润性较 A 型和 AB 型浸润性强，预后差。

3）C 型浸润性最强，预后更差。

4）B_2 型胸腺瘤最易伴发 MG（95.8%），B 型胸腺瘤较 A 型和 AB 型胸腺瘤更易伴发 MG。

（2）WHO 胸腺瘤分型与生存分析：5 年和 10 年总生存率分别为 75.6% 和 36.4%。其中 5 年生存率为 A 和 AB 型 91.7%，B 型胸腺瘤 73.1%（B_1 型 84.6%，B_2 型 62.5%，B_3 型 60%），C 型胸腺癌 33.3%，A 和 AB 型较 B 型存活期长（$P<0.05$）。

（3）WHO 胸腺瘤分类的临床意义：WHO 分类方法能反映肿瘤在胸腺内部所在层次，提示肿瘤性质（良性或恶性，越向皮质恶性程度越高），帮助判断预后。

然而，胸腺细胞层次的形成和分布是连续移行的，胸腺肿瘤分类是相对的。有识别困难时，最好观察多个切片，不要简单分类。遇疑难病例应全面观察，WHO 分类方法只对胸腺肿瘤分类，应结合临床论证。

2. 心脏损害　约16%患者有心律失常，尸解中发现局限性心肌炎，也有报道左心室功能损害。所以重症肌无力患者的死因除考虑到呼吸道的阻塞和呼吸功能衰竭以外，尚有心脏损害应引起重视。

3. 其他自身免疫病　10%~19%的患者并发甲状腺疾病，可以并发其他结缔组织病。一般认为女性比男性多见。2.2%~16.9%的全身型肌无力和眼肌型患者可伴发由于甲状腺炎造成的甲状腺功能亢进，而在19%的重症肌无力尸解中有甲状腺炎。还可伴风湿性关节炎、系统性红斑狼疮、自身免疫性胃炎和恶性贫血、干燥综合征、溶血性贫血、溃疡性结肠炎、多发性肌炎、硬皮病、天疱疮、肾炎、自身免疫性血小板减少症、有胸腺瘤的单纯红细胞性贫血、原发性卵巢功能减退、胸腺瘤伴白细胞减少等。

（八）临床分型

根据临床症状，重症肌无力可分为不同类型。

1. 儿童肌无力型

（1）新生儿MG：12%MG母亲的新生儿有吸吮困难、哭声无力，新生儿在出生后48小时内出现症状，持续数天至数周（一过性MG）。

（2）先天性肌无力综合征：以对称、持续存在，不完全眼外肌无力为特点，同胞中可有此病。

（3）家族性婴儿MG：家族中有此病，而母亲无，出生呼吸、喂食困难。

（4）少年型MG：多在10岁以后发病，血AchR-Ab阴性，常见。

（5）成人型：多见，可有AchR-Ab。

2. Osserman 分型　1958年Osserman提出MG的临床分类方法，并在1971年修订，此分型有助于临床治疗分期及判定预后。

1）Ⅰ型：眼肌型（15%~20%）。仅眼肌受累，一侧或双侧眼睑下垂，有时伴眼外肌无力，可有轻度全身症状。儿童多见。

2）Ⅱa型：轻度全身型（30%）。进展缓慢，胆碱酯酶抑制剂敏感，无危象，可伴眼外肌、球部症状和肢体无力，死亡率极低。

3）Ⅱb型：中度全身型（25%）。开始进行性发展，骨骼肌和延髓肌严重受累，明显咀嚼、构音和吞咽障碍等，胆碱酯酶抑制剂的效果不满意，死亡率低，无危象。

4）Ⅲ型：重症急进型（15%）。症状重，进展快，在几周或几月内急性发病和迅速发展，球部肌、呼吸肌其他肌肉受累及，胆碱酯酶抑制剂效果差，常伴胸腺瘤出现危象需气管切开或辅助呼吸，死亡率高。

5）Ⅳ型：迟发重症型（10%）。开始为眼肌型或轻度全身型，2年或更长时间后病情突然恶化，常并发胸腺瘤。胆碱酯酶抑制剂反应不明显，预后不好。

6）Ⅴ型：肌萎缩型。此型少见，出现在晚期。

3. 其他分型　如药源性重症肌无力，见于青霉胺治疗后，停药消失。

（九）对病情的动态变化进行描述和评估

1. "临床绝对评分法"（准确客观，总分计60分）

（1）上睑无力计分：患者平视正前方，观察上睑遮挡角膜的水平，以时钟位记录，左、右眼分别计分，共8分。0分，11~1点；1分，10~2点；2分，9~3点；3分，8~4点；

4分,7~5点。

（2）上睑疲劳试验：令患者持续睁眼向上方注视，记录诱发出眼睑下垂的时间（秒）。眼睑下垂，以上睑遮挡角膜9~3点为标准，左、右眼分别计分，共8分。0分，>60；1分，31~60；2分，16~30；3分，6~15；4分≤5。

（3）眼球水平活动受限计分：患者向左、右侧注视，记录外展、内收露白的毫米数，同侧眼外展露白毫米数与内收露白毫米数相加，左、右眼分别计分，共8分。0分，外展露白+内收露白≤2 mm，无复视；1分，外展露白+内收露白≤4 mm，有复视；2分，外展露白+内收露白>4 mm，≤8 mm；3分，外展露白+内收露白>8 mm，≤12 mm；4分，外展露白+内收露白>12 mm。

（4）上肢疲劳试验：两臂侧平举，记录诱发出上肢疲劳的时间（秒），左、右侧分别计分，共8分。0分，>120；1分，61~120；2分，31~60；3分：11~30；4分，0~10。

（5）下肢疲劳试验：患者取仰卧位，双下肢同时屈髋、屈膝各90°。记录诱发出下肢疲劳的时间（秒），左、右侧分别计分，共8分。0分，>120；1分，61~120；2分，31~60；3分，11~30；4分，0~10。

（6）面肌无力的计分：0分，正常；1分，闭目力稍差，埋睫征不全；2分，闭目力差，能勉强合上眼睑，埋睫征消失；3分，闭目不能，鼓腮漏气；4分，噘嘴不能，面具样面容。

（7）咀嚼、吞咽功能的计分：0分，能正常进食；2分，进普食后疲劳，进食时间延长，但不影响进食量；4分，进普食后疲劳，进食时间延长，已影响每次进食量；6分，不能进食，只能进半流质；8分，鼻饲管进食。

（8）呼吸肌功能的评分：0分，正常；2分，轻微活动时气短；4分，平地行走时气短；6分，静坐时气短；8分，人工辅助呼吸。

本法简单，每个患者检查及评分时间最多不超过5~6分钟。

2. **相对计分计算法**　相对计分=（治疗前总分-治疗后总分）/治疗前总分。

3. **临床疗效分级**　临床相对记分≥95%者定为痊愈，80%~95%为基本痊愈，50%~80%为显效，25%~50%为好转，≤25%为无效。

临床绝对计分的高低反映MG患者受累肌群肌无力和疲劳的严重程度；以临床相对计分来做病情的比较和疗效的判定。相对分数越高，说明病情变化越大，相对分数为正值，表明病情有好转，负值表明病情有恶化。

四、辅助检查

（一）血、尿、脑脊液常规检查

血、尿、脑脊液常规检查常正常。

（二）神经电生理检查

1. **肌电图低频重复电刺激**　特征是以3~5 Hz的低频率电流对神经进行重复刺激时，出现肌肉动作电位波幅的递减，递减的幅度至少在10%以上，一般对重症肌无力的检查采取3 Hz刺激5~6次的方法，常用检查部位为三角肌和斜方肌，眼轮匝肌、口轮匝肌、额肌和大小鱼际肌也可以应用于检查，如果检查的神经超过3条，则阳性率可达90%，活动后、加热和缺血情况下可以增加阳性率。

2. **单纤维肌电图**　可以出现歧脱（jilter）增加，并出现间隙，称为阻断（blocking）。

单纤维肌电图的阳性率可达 90%~95%，且不受应用胆碱酯酶抑制剂的影响，在高度怀疑重症肌无力而重复电刺激又正常时可以采用。

3. **常规肌电图** 一般正常，严重的重症肌无力患者通过给予胆碱酯酶抑制剂也不能改善临床症状，在此情况下肌电图显示肌病改变。应当注意肌电图结果和依酚氯铵试验一样对重症肌无力无特异性。神经传导速度多正常。大部分全身型重症肌无力可以发现脑干听诱发电位的异常。

（三）免疫学检查

1. **乙酰胆碱受体抗体和酪氨酸激酶受体**（MuSk-Ab） 用人骨骼肌提取的乙酰胆碱受体做抗原，采用放射免疫法或酶联免疫吸附试验，80%~90%的患者出现阳性，在缓解期仅24%的患者阳性，眼肌型约50%阳性，轻度全身型阳性率为80%，中度严重和急性全身型100%阳性，慢性严重型89%阳性，临床表现与 AchR-Ab 阳性和抗体滴度没有相关性，但如果血清抗体滴度下降50%并持续一年以上，多数患者的临床症状可以缓解，而且在激素、免疫抑制剂、血清置换和胸腺切除后临床症状的改善和血清抗体滴度的下降相关，胆碱酯酶抑制剂对抗体滴度改变没有影响，临床上必须考虑到，不同的试验方法和不同的抗原，其检查结果也不同。10%~20%患者 AchR-Ab 阴性。

2. **柠檬酸提取物抗体** 血清中抗体的出现提示该重症肌无力患者有胸腺瘤。

3. **抗突触前膜抗体** 仅部分患者阳性，提示突触前膜受累可能也参与了部分重症肌力的发病机制。

4. **乙酰胆碱酯酶抗体** 见于以眼肌麻痹为主的重症肌无力及肌无力综合征。

5. **其他非 AchR 抗体** 这些抗体包括抗骨骼肌抗体、抗甲状腺抗体、titin 抗体、雷阿诺碱受体抗体（ryanodine receptor antibodies，RyR-Ab）等。

（四）X 线或 CT 检查

75%的重症肌无力患者可发现胸腺增生，约15%患者具有胸腺瘤。

（五）肌肉活检

从临床角度看肌肉活检对于重症肌无力的诊断没有意义，多数患者没有必要进行肌肉活检，少部分患者出现淋巴溢现象和个别肌纤维出现变性改变，此外可见肌病改变、神经源性肌萎缩、Ⅱ型肌纤维萎缩和弥漫性肌纤维萎缩，神经末梢出现萎缩和终板加大。电镜检查和神经肌肉接头的形态计量分析显示神经末梢和突触后膜萎缩，突触后膜变短，乙酰胆碱受体抗体脱失，出现免疫复合物沉积，此外，肌间神经和毛细血管也出现异常改变。

五、 诊断和鉴别诊断

（一）重症肌无力的诊断

（1）起病隐袭，侵犯特定随意肌，如脑干运动神经核支配肌，以及肩胛带肌、躯干肌、呼吸肌等，受累肌肉分布因人因时而异，表现波动性肌无力或病态疲劳。

（2）肌无力呈斑片状分布，持续活动出现，休息减轻，呈晨轻暮重规律性波动，不符合某神经或神经根支配区。

（3）疲劳试验：快速眨眼50次，观察睑裂变化；大声朗读3分钟可诱发构音不清和鼻音；双上肢平举3分钟诱发上肢无力。

（4）用抗胆碱酯酶药的良好反应（依酚氯铵试验或新斯的明试验阳性）。①Neostigmine

试验：1~2 mg 肌内注射，为防止腹痛等不良反应，常配以 0.5 mg 的阿托品进行肌内注射，20 分钟后肌力改善为阳性，可持续 2 小时。②Tensilon 试验：10 mg 用注射用水稀释至 1 mL，先静脉注射 2 mg，再用 15 秒静脉注射 3 mg，再用 15 秒静脉注射 5 mg。30 秒内观察肌力改善，可持续数分钟。

（5）特异性 EMG 异常：约 80% 的 MG 患者尺神经、腋神经或面神经低频神经重复电刺激（2~3 Hz 和 5 Hz）出现阳性反应（动作电位波幅递减 10% 以上）。单纤维肌电图显示颤抖（jitter）增宽或阻滞。

（6）血清中测得高于正常值的乙酰胆碱受体抗体，或其他神经肌肉接头传导相关自身抗体。血清 nAchR-Ab 滴度>0.4 mmol/L，放免法阳性率 85%，伴发胸腺瘤阳性率 93%。

（7）肌肉病理检查发现突触后膜皱褶变平，乙酰胆碱受体数目减少。

（二）确定是否并发胸腺病变

（1）70% 胸腺增生，多见于年轻女性；10%~15% 并发胸腺瘤，伴胸腺瘤的 MG 的临床特征为 40~59 岁为高峰，大多为 MG 全身型，以男性略多。

（2）影像学检查，主要依靠胸部 X 线照片、CT 和 MRI 扫描等影像学检查。X 线照片不能发现<2 cm 的胸腺瘤，阳性率低。CT 阳性率约 91%。

（3）胸腺瘤相关抗体（CAEab）的测定，阳性率约 88%。

（三）有无伴发其他自身免疫性疾病

约 10% 伴发其他自身免疫性疾病，女性多见。一般可伴发甲状腺功能亢进、桥本甲状腺炎、类风湿关节炎、系统性红斑狼疮、干燥综合征、溶血性贫血、溃疡性结肠炎、天疱疮、Crohn 病、多发性肌炎。根据相关的病史、症状和体征，结合实验室检查可明确诊断。

（四）鉴别诊断

1. 主要与 Lambert-Eaton 综合征鉴别（表 6-1）

表 6-1　MG 与 Lambert-Eaton 综合征鉴别要点

疾病	MG	Lambert-Eaton 综合征
发病机制	是与胸腺有关的 AchR-Ab 介导、细胞免疫依赖的自身免疫病，主要损害突触后膜 AchR，导致 NMJ 传递障碍	多数与肿瘤有关累及胆碱能突触前膜电压依赖性钙通道（VGCC）的自身免疫病
一般情况	女性患者居多，常伴发其他自身免疫病	男性患者居多，常伴小细胞肺癌等癌症或其他自身免疫病
无力特点	表现眼外肌、延髓肌受累，全身性骨骼肌波动性肌无力，活动后加重，休息后减轻，晨轻暮重	四肢近端肌无力为主，下肢症状重，脑神经支配肌不受累或轻，活动后可暂时减轻
疲劳试验	阳性	短暂用力后肌力增强，持续收缩后又呈病态疲劳，为特征性表现
Tensilon 试验	阳性	可呈阳性反应，但不明显
电生理	低频、高频重复电刺激波幅均降低，低频更明显	低频使波幅降低，高频可使波幅增高
血清检测	AchR-Ab 为主	VGCC-Ab 为主
治疗	抗胆碱酯酶药对症治疗，皮质类固醇病因治疗，血浆置换、免疫球蛋白静脉注射、胸腺切除等	二氨基吡啶治疗，病因治疗如手术切除肺癌。也可皮质类固醇、血浆置换、免疫球蛋白静脉注射等

2. **肉毒杆菌中毒** 肉毒杆菌毒素作用在突触前膜，影响了神经肌肉接头的传递功能，表现为骨骼肌瘫痪。但患者多有肉毒杆菌中毒的流行病学病史，应及时静脉输葡萄糖和生理盐水，同时应用盐酸胍治疗。

六、治疗

一经确诊，进行分型，了解肌无力的程度以便判断和提高疗效；进一步检查确定有无伴发胸腺瘤和并发其他自身免疫性疾病；注意有无感染和是否使用影响神经肌肉接头处传导的药物，有无结核、糖尿病、溃疡病、高血压、骨质疏松等干扰治疗的疾病。

（一）一般支持治疗

主要是消除各种诱发因素和控制并发症。适当休息，保证营养，维持水电解质和酸碱平衡，降温，保持呼吸通畅，吸氧，控制感染，尤其注意不用影响神经肌接头的抗生素、镇静剂和肌肉松弛剂等药物。

（二）胆碱酯酶抑制剂

使用于除胆碱能危象以外的所有患者，通过抑制胆碱酯酶，使乙酰胆碱的降解减少，神经肌肉接头处突触间隙乙酰胆碱的量增加，利于神经冲动的传递，从而使肌力增加，仅起对症治疗的作用，不能从根本上改变自身免疫过程。长期使用疗效渐减，并促进 AchR 破坏。故应配合其他免疫抑制剂治疗，症状缓解后可以减量至停药。

最常用为溴吡斯的明，对延髓支配的肌肉无力效果较好，成人起始量 60 mg 口服，每 4 小时 1 次；按个体化原则调整剂量，根据患者具体情况用药，如吞咽困难可在饭前 30 分钟服药，晨起行走无力可起床前服长效溴吡斯的明 180 mg，可改善眼肌型眼睑下垂，但有些患者复视持续存在起效较慢，不良反应较小，作用时间较长。不良反应为毒蕈碱样表现，如腹痛、腹泻、呕吐、流涎、支气管分泌物增多、流泪、瞳孔缩小和出汗等，预先肌内注射阿托品 0.4 mg 可缓解症状。新斯的明常用于肌无力急性加重时。

（三）免疫抑制剂治疗

1. **皮质类固醇** 适应证为所有年龄的中-重度 MG 患者，对 40 岁以上成年人更有效，常同时合用抗胆碱酯酶药。常用于胸腺切除术前处理或术后过渡期。值得注意的是，应用肾上腺皮质激素治疗重症肌无力在治疗开始时，有可能使病情加重，因而最好能在病房中进行，准备好病情加重时的可能抢救措施。

（1）泼尼松大剂量递减隔天疗法：60~80 mg/d 或隔天开始，1 个月内症状改善，数月疗效达高峰，逐渐减量，直至隔天服 20~40 mg/d 维持量。较推崇此法。

（2）泼尼松小剂量递增隔天疗法：20 mg/d 开始，每周递增 10 mg，直至隔天服 70~80 mg/d 至疗效明显时。病情改善慢，约 5 个月疗效达高峰，病情加重的概率少，但日期推迟，风险较大。

（3）大剂量冲击疗法：甲基泼尼松龙 1 g/d，连用 3 天；隔 2 周可重复治疗，2~3 个疗程。

2. **其他免疫抑制剂** 激素治疗半年内无改善，可试用。

（1）硫唑嘌呤（azathioprine）：成人初始剂量 1~3 mg/（kg·d），维持量 3 mg/（kg·d）。抑制 T 细胞，IL-2 受体，每天 50~200 mg，3 个月起效，12~24 个月高峰。应常规检查血常规，发现粒细胞减少，及时换药和对症处理。

（2）环磷酰胺（cyclophosphamide，CTX）：1000 mg＋NS 500 mL，静脉滴注每5~7天1次。10次后改为半月1次，再10次后改为每月1次。大剂量主要抑制体液免疫，小剂量抑制细胞免疫。冲击疗法疗效快，不良反应小。总量≥30 g。疗程越长效果越佳，疗程达33个月可使100%的患者达完全缓解而无复发，这说明记忆T细胞也受到了抑制。不良反应为骨痛，对症治疗好转后不复发。若WBC<4×10⁹/L或PLT<60×10⁹/L应暂停治疗1~2周，再查血常规，若正常可继用CTX。

（3）环孢素（cyclosporine）：影响细胞免疫，多用于对其他治疗无效者，每天3~6 mg/kg，3~6个月为1个疗程。常见不良反应为高血压和肾功能损害。

（四）血浆置换

是通过清除血浆中AchR抗体、细胞因子和免疫复合物起作用。起效迅速，但疗效持续时间短，一般持续6~8周。多用于危象抢救、新生儿肌无力、难治性重症肌无力和胸腺手术前准备。每次平均置换血浆2000~3000 mL，连续5~6次为1个疗程。缺点是医疗费用太高。

（五）大剂量丙种球蛋白

治疗机制尚不完全明了，可能为外源性IgG使AchR抗体结合紊乱。常用剂量为每天400 mg/kg，静脉滴注，连续5天。多用于胸腺切除术后改善症状、危象抢救和其他治疗无效时。起效迅速，可使大部分患者在注射后症状明显的好转，疗效持续数周至数月，不良反应少，但价格昂贵。

（六）胸腺切除

胸腺切除术能切除胸腺内肌样细胞表面上的始动抗原，切除抗体的主要来源（因胸腺是合成抗体的主要部位），胸腺切除后可见血中淋巴细胞迅速减少。适应于：①伴胸腺瘤的各型重症肌无力（包括眼型患者），应尽可能手术。②60岁以下全身型MG，疗效不佳宜尽早手术，发病3~5年内中年女性手术疗效佳。特别对胸腺肥大和高抗体效价的年轻女性患者效果尤佳。③14岁以下患者目前尚有争议。症状严重患者风险大，不宜施行。

术前用肾上腺皮质激素疗法打好基础，再行胸腺切除术，术后继续用肾上腺皮质激素疗法巩固，本手术疗效的特点：①女性优于男性。②病情越轻、病程越短越好。③胸腺内的生发中心越多，上皮细胞越明显，手术疗效越好。④术前术后并用肾上腺皮质激素和放射治疗效果好。因胸腺切除的疗效常延迟至术后数月或数年后才能产生。

胸腺手术本身死亡率极低，有的学者甚至认为是0，胸腺手术死亡率不是由于手术本身而是术后可能出现的危象。为取得胸腺手术的疗效，手术前后的处理是十分重要的。一般来讲，希望患者能在肌无力症状较轻的状况下进行手术，以减少术后的危象发作。因而术前应使用适量的抗胆碱酯酶药或激素，把患者病情控制到较理想的程度，必要时可在术前使用血浆置换。

由于胸腺手术后的疗效一般需数月至数年才能有效，因而术后应继续给以内科药物治疗。非胸腺瘤患者，术后5年有效率可达80%~90%，而胸腺瘤患者亦可达50%左右。

胸腺瘤与重症肌无力的并存：既不是胸腺瘤引起了MG，也不是MG引起了胸腺瘤，那只是并存关系，是免疫功能紊乱所导致的两个相伴疾病，30%MG患者有胸腺肿瘤。

对伴胸腺瘤的MG患者手术疗法的确切疗效尚未能做出结论。而对MG患者的胸腺的手术切除的缺点和危害性却发现了许多。①术后MG患者的病情恶化。②术后MG患者的抗乙酰胆碱受体抗体效价增高。③术后 MG 患者发生危象的机会增多。④术中死亡时有发生。⑤术后长期疗效并不理想。手术切除胸腺瘤不仅存活率较低，而且存活质量也较差。

伴有胸腺瘤的胸腺确实具有免疫调节作用，而且主要是免疫抑制作用，切除了这种具有免疫抑制作用的胸腺瘤以后使原来的 MG 症状恶化，抗体增高，甚至本来没有 MG 而术后诱发了 MG 等现象就不难理解了。对伴良性胸腺肿瘤的肌无力患者，特别是尚处于Ⅰ期、Ⅱ期的良性胸腺瘤患者则应尽可能久地采用非手术的保守疗法。而对伴有浸润型（Ⅲ期、Ⅳ期）胸腺瘤的 MG 患者应积极采用手术治疗，且尽可能地采用广泛的胸腺瘤和胸腺的全切手术。术前就尽快采用免疫抑制疗法，把 MG 患者的病情调整到最佳状态再进行手术，术后继续给予类固醇疗法、化学疗法和放射疗法等。

另外，尚需提出的一个问题是部分原来没有重症肌无力临床症状的胸腺瘤患者，在手术切除胸腺瘤后临床上出现了重症肌无力，部分重症肌无力患者切除胸腺瘤后肌无力症状反而加重。目前对此有多种解释，如认为胸腺瘤细胞可分泌抗肌无力因子，术后使已存在着的轻症重症肌无力（可能被临床漏诊）表现加重而被发现。也有人认为手术是促发产生重症肌无力的一种诱因等。

（七）胸腺放疗

该疗法可直接抑制胸腺增生及胸腺瘤，MG 药物疗效不明显者，最好于发病 2~3 年内及早放疗，巨大或多个胸腺，无法手术或术前准备治疗，恶性肿瘤术后追加治疗。^{60}Co 每天 200~300 cGy，总量 5000~6000 cGy。有效率达 89.4%。大多在放疗后 1~4 年，完全缓解及显著好转率 66.5%，2~20 年随访，疗效较巩固。以往文献报告疗效欠佳多与剂量偏小有关。为预防放射性肺炎，对 60 岁左右的患者总量≤5200 cGy，在放疗的同时最好不并用化疗。

（八）伴胸腺瘤的 MG 患者的治疗

1. 伴胸腺瘤的 MG 患者的治疗　采用手术、激素、放疗和环磷酰胺化疗综合治疗，提高远期生存率。原则上应针对胸腺肿瘤手术切除治疗，并清扫纵隔周围脂肪组织。即使年老患者也可争取手术或放疗。对拒绝手术或有手术禁忌证患者，采用地塞米松治疗，病情缓解后针对胸腺进一步采用胸腺区放射治疗，经长期随访，疗效稳定。5 年和 10 年生存率分别达到 88.9% 和 57.1%。

Masaoka 分期Ⅲ期和Ⅳ期患者，2 年和 5 年生存率分别达到 81.3% 和 50%，而未放疗患者仅为 25% 和 0。2 例经活检和 3 例复发者放疗后肿瘤明显缩小。

2. 伴恶性胸腺瘤的 MG 患者　对恶性胸腺瘤手术和放疗后，仍反复出现 MG 危象，肿瘤复发转移，按细胞周期采用联合化疗治疗。MG 患者伴恶性胸腺肿瘤，虽手术切除肿瘤、放疗及激素治疗，患者仍易反复出现危象，并且 MG 症状难以控制，针对肿瘤细胞增殖周期，对手术病理证实恶性胸腺瘤，术后反复出现危象的 MG 患者，选用抗肿瘤药物组成联合化疗。

（九）危象的治疗

一旦发生危象，应立即气管切开，并进行辅助呼吸、雾化吸入和吸痰，保持呼吸道通畅，预防及控制感染，直至康复。

1. 调节抗 AchR 剂的剂量和用法　一般装上了人工呼吸器应停用抗胆碱酯酶剂 24~72 小时。可明显减少唾液和气管分泌物，这些分泌物与支气管痉挛和肺阻力增加有关。

然后重新开始给予适量的新斯的明肌内注射或溴吡斯的明鼻饲或口服。应从小剂量开始。

2. 对诱因治疗　积极抗感染、降温、停用能加重 MG 的药物等。链霉素、卡那霉素、新霉素、黏菌素、多黏菌素 A 及 B、巴龙霉素及奎宁、氯仿和吗啡等均有加重神经肌肉接头传递及抑制呼吸肌的作用，应当禁用。地西泮、苯巴比妥等镇静剂对症状较重、呼吸衰竭和缺氧者慎用。

3. 大剂量免疫球蛋白疗法　外源性 IgG 使 AchR 抗体结合紊乱，常用剂量为每天 400 mg/kg，静脉滴注，连续 5 天。

4. 血浆交换疗法　有效率 90% ~ 94%。通常每次交换 2000 ~ 3000 mL，隔天 1 次，3 ~ 4 次为 1 个疗程。

5. 大剂量糖皮质激素疗法　一般可用泼尼松每天 60 ~ 80 mg，晨顿服，特大剂量甲基泼尼松龙（每次 2000 mg，静脉滴注，每隔 5 天 1 次，可用 2 ~ 3 次）停药过早或减量过快均有复发的危险。拔管后继续用激素（下楼法）、化疗、放疗或手术疗法。

6. 环磷酰胺　1000 mg 静脉滴注每周 1 次（15 mg/kg）以促进 T 淋巴细胞和 B 淋巴细胞的凋亡。不良反应：第二天呕吐。可用甲氧氯普胺 10 ~ 20 mg 肌内注射，每天 2 次。骨痛可用止痛药。

由于辅助呼吸技术的高度发展，死于呼吸困难的危象已日益减少。从总体上讲，约 10% 的重症肌无力患者可发生危象，大多有促发诱因，胸腺切除术为促发危象之最重要原因，上呼吸道感染亦是一个重要的促发原因。危象的定义是症状的突然恶化并发生呼吸困难，因而危象的最基本治疗是进行辅助呼吸，控制诱因，保持生命体征及控制可能合并的感染。由于临床上实际很难区分肌无力危象及胆碱能危象，因而在危象时，原则上主张暂停用乙酰胆碱酯酶抑制剂，但可继续使用肾上腺皮质激素。只要辅助呼吸进行得顺利，也不一定使用血浆置换或大剂量丙种球蛋白。当然治疗危象是血浆置换的重要适应证之一。危象前如已应用抗胆碱酯酶药物，则危象解除后应重新给以抗胆碱酯酶药物。

（十）选择合理治疗的原则

（1）确诊为重症肌无力后首先要合理安排活动与休息，原则上在不影响患者生活质量前提下尽量鼓励多活动，以多次小幅度活动为好。

（2）再就是防止各种肌无力危象的诱发因素。

（3）抗胆碱酯酶剂和肾上腺皮质激素两大主要治疗都是"双刃剑"。

抗胆碱酯酶剂具有两重性，治标不治本，治标疗效明显，可暂时缓解症状、改善吞咽和呼吸，勉强维持生命，为进一步进行免疫治疗争取时间。但不能从根本上改变自身免疫过程。长期使用疗效渐减，并可使神经肌接头损害加重，故应配合其他免疫抑制剂治疗。

肾上腺皮质激素治本不治表，见效慢，甚至可使病情一过性加重，免疫抑制剂的长远效果可使病情根本缓解，应是最根本的治疗措施。渐减法出现疗效快，但早期出现一过性加重者较多，适用于 I 型和 IIa 型；渐增法出现疗效慢，但一过性加重者较少，适用于 IIb、III 和 IV 型患者。一过性加重的出现是由于大剂量激素可抑制 Ach 释放。可用下列措施减轻肌无力加重现象：酌情增加溴吡斯的明的剂量和次数；补充钾剂和钙剂。不良反应：胃出血；股骨头坏死（为缺血性，做"4"字试验可早发现，行手术减压）。

（4）血浆置换和丙种球蛋白疗法疗效确切，但效果为一过性，用于危重情况，以避免气管切开和上呼吸器。

（5）胸腺切除术是治疗 MG 最根本的方法。全部胸腺及周围的淋巴组织彻底清扫干净。

手术有效率达 70%~90%。手术前后并用激素疗法，术后 3 年缓解率达 100%，而对伴胸腺瘤的 MG 患者手术疗法的确切疗效尚未能做出结论。

七、预后

除上述力弱的波动性外，原则上讲重症肌无力并不是一个进行性发展的疾病。全身型患者，通常在第一个症状出现后数周至数月症状即会全部表现出来。眼肌型患者，如发病后 2 年仍局限于眼肌，则很少转变为全身型。自发性的缓解亦似乎主要发生在发病后的头 2 年内，因而头 2 年内对症状的观察及治疗是十分重要的。大多数 MG 患者用药物治疗可有效处理。常死于呼吸系统并发症如吸入性肺炎等。

典型病程是起病第 1 年首先影响眼肌，1 年内陆续影响其余部分的肌肉。有 20%~25% 病程中自发缓解。近年来由于治疗方法和呼吸器械的改进，重症肌无力死亡率约 4%。一般说来 40 岁以上的老年患者、起病急而严重、有胸腺瘤者预后较差。

（闫佳兰　伍　昆）

第二节　多发性肌炎

一、概述

炎症性肌病是以肌肉纤维、纤维间和肌纤维内炎症细胞浸润为病理特征，表现为肌无力和肌痛的一组疾病。主要包括多发性肌炎、皮肌炎和包涵体肌炎等。人们早已认识到横纹肌和心肌是许多感染性疾病唯一攻击的靶子，但许多肌肉炎症状态无感染病灶存在，提出自身免疫机制，至今尚未完全确定。

特发性多发性肌炎（idiopathic polymyositis，PM）和皮肌炎（dermatomyositis，DM）的病变主要累及横纹肌、皮肤和结缔组织。多发性肌炎是以多种病因引起骨骼肌间质性炎性改变和肌纤维变性为特征的综合征，病变局限于肌肉，累及皮肤称皮肌炎，如 PM 和 DM 均与结缔组织有关，则命名为 PM 或 DM 伴风湿性关节炎、风湿热、系统性红斑狼疮、硬皮病，或混合性结缔组织病等。本组疾病早在 19 世纪就已为人们所知，特发性 PM 和 DM 的病因及发病机制尚未明确。目前研究发现，可能的病因包括以下三个方面。

1. **感染**　较多的研究显示，感染与 PM/DM 有关。如寄生虫、立克次体感染可造成严重的肌炎症状。目前，对病毒的研究较为深入，至今已成功地用小 RNA 病毒，如柯萨其病毒 B_1、流行性腮腺炎（SAIDSD）病毒及 HTLV-1 型（人 T 淋巴瘤病毒 1 型）病毒造成多发性肌炎样动物模型。病毒可能通过分子模拟机制，诱导机体产生抗体，在一些易感人群中导致 PM/DM 的发生。有人曾在电镜下观察到本病肌纤维有病毒样颗粒，但致病作用尚未得到证实，也未发现患者病毒抗体水平持续升高。PM 和 DM 常伴许多较肯定的自身免疫性疾病，如重症肌无力、桥本甲状腺炎等，提出其与自身免疫有关。PM 被认为是细胞免疫失调的自身免疫性疾病，也可能与病毒感染骨骼肌有关。DM 可发现免疫复合物、IgG、IgM、补体等沉积在小静脉和小动脉壁，提示为免疫反应累及肌肉的小血管，典型病理表现为微血管周围 B 细胞为主的炎症浸润，伴有微血管梗死和束周肌萎缩。PM/DM 常与恶性肿瘤的发生有关。国内报道 DM 伴发恶性肿瘤的频率为 8%，国外报道其发生率高达 10%~40%，PM 并发肿瘤的发病率较 DM 低，约为 2.4%。50 岁以上患者多见，肿瘤可在 PM/DM 症状出现之前、同时或其后发生。好发肿瘤类型与正常人群患发肿瘤类型基本相似。

2. 药物　研究发现肌炎的发生可与某些药物有关。如乙醇、含氟的类固醇皮质激素、氯喹及呋喃唑酮等，药物引起的肌炎发病机制尚不清楚，可能是由于免疫反应或代谢紊乱所造成。药物引起的肌炎在停药后症状可自行缓解或消失。

3. 遗传因素　Behan 等曾报道 PM/DM 有家族史。研究发现，PM/DM 中的 HLA-DR$_3$ 和 HLA-B$_8$ 较正常人增高。PM/DM 的自身抗体产生及临床类型与 HLA 表现型有关。包涵体肌炎 HLA-DRI 的发生率为正常对照组的 3 倍。经动物实验研究发现不同遗传敏感性小鼠患多发性肌炎的易感性明显不同。以上这些研究都说明 PM/DM 的发生有一定遗传倾向。

二、诊断步骤

（一）病史采集要点

1. 起病情况　发病率为 (0.5~1.0) /10 万，女性多于男性。文献报道 PM 与 DM 的男女比例分别为 1∶5 和 1∶3.75。本病可发生在任何年龄，呈双峰型，在 5~14 岁和 45~60 岁各出现一个高峰。本病在成人发病隐匿，儿童发病较急。急性感染可为其前驱表现或发病病因。呈亚急性至慢性进展，多为数周至数月内症状逐渐加重。

2. 主要临床表现　主要的临床表现包括：近端肌无力和肌萎缩，伴肌痛、触痛。DM 患者还伴有皮疹的出现。

（1）多发性肌炎的首发症状依次为下肢无力（42%）、皮疹（25%）、肌痛或关节痛（15%）和上肢无力（8%）等。可出现骨盆带、肩胛带和四肢近端无力，表现为从坐位或蹲位站立、上下楼梯、步行、双臂上举或梳头等困难，颈肌无力表现为抬头困难、头部歪斜。大多数学者认为 PM 并发周围神经损害是 PM 的一个罕见类型。郭玉璞等报道 43 例 PM 的神经或肌肉病理分析，发现有 8 例并发神经损伤（18.60%），提示 PM 并发神经损伤可能是变态反应性神经病对肌肉和神经两系统的损伤。最常见和最重要肌电图表现是运动和/或感觉神经传导速度减慢。有学者认为多发性肌炎是主要累及骨骼肌的疾病，有时除肌病外还伴随周围神经损伤的表现，如感觉损伤和/或肌腱反射消失等，则称为神经肌炎（NM）。至于 PM 并发周围神经损伤是一独立的疾病，还是 PM 病程中神经受损伤的表现之一，目前还没有定论。

（2）皮肌炎：①肌无力表现与 PM 相似，但病变较轻。②典型皮疹包括，向阳性紫红斑，上眼睑暗紫红色皮疹伴水肿，见于 60%~80%DM 患者，是 DM 的特异性体征。Gottron 征，位于关节伸面，肘、掌指、近端指间关节多见，为斑疹或在红斑基础上高于皮面的鳞屑样紫红色丘疹，是 DM 特异性皮疹。暴露部位皮疹，位于颈前、上胸部"V"区、颈后背上部、前额、颊部、耳前、上臂伸面和背部等处。技工手，掌面和手指外侧面粗糙、鳞屑样、红斑样裂纹，尤其在抗 Jo-1 抗体阳性 PM/DM 患者中多见。③其他皮肤病变，虽非特有，但亦时而出现，包括指甲两侧呈暗紫色充血皮疹，指端溃疡、坏死、甲缘梗死灶、雷诺现象、网状青斑、多形性红斑等。皮损程度与肌肉病变程度可不平行，少数患者皮疹出现在肌无力之前，约 7% 患儿有典型皮疹，但始终无肌无力、肌病、酶谱正常，称为"无肌病皮肌炎"。④儿童 DM 皮损多为暂时性，临床要高度重视这种短时即逝的局限性皮肤症状，可为诊断提供重要线索，但常被忽略。⑤DM 伴发结缔组织病变较 PM 多见。⑥关节炎改变通常先于肌炎，有时同时出现，血清 CK 轻度升高。

PM 和 DM 患者常有全身表现，所有系统均受累：①关节，关节痛和关节炎见于约 15%

患者，为非对称性，常波及手指关节，引起手指屈曲畸形，但 X 线无骨关节破坏。②消化道，10%~30%患儿出现吞咽困难、食物反流，造成胃反流性食管炎。③肺，约 30%患儿有肺间质改变，急性间质性肺炎、急性肺间质纤维化临床表现，部分患者为慢性过程，临床表现隐匿。肺纤维化发展迅速是本病死亡重要原因之一。④心脏，仅 1/3 患者病程中有心肌受累，出现心律失常、心室肥厚、充血性心力衰竭，亦可出现心包炎。心电图和超声心动图检测约 30%出现异常，其中以 ST 段和 T 波异常最常见。⑤肾脏，约 20%患者肾脏受累。⑥钙质沉着，多见于慢性 DM 患者，尤其是儿童。钙质在软组织内沉积，若沉积在皮下，溃烂后可有石灰样物流出，并可继发感染。⑦恶性肿瘤，约 1/4 患儿，特别是 50 岁以上患者，可发生恶性肿瘤，多为实体瘤，男性多见。DM 发生肿瘤多于 PM，肌炎可先于恶性肿瘤 2 年左右，或同时或晚于肿瘤出现。⑧其他结缔组织病，约 20%患儿可伴其他结缔组织病，如 SLE、系统性硬化、干燥综合征、结节性多动脉炎等，PM 和 DM 与其他结缔组织病并存，符合各自的诊断标准，称为重叠综合征。

3. **既往史** 患者既往病史对诊断有一定意义。特别要询问有否肿瘤和其他结缔组织病史。

（二）体格检查要点

1. **一般情况** 有些患者精神萎靡，乏力。有肌肉和关节疼痛患者会出现痛苦面容，可伴低热。有些晚期患者可出现呼吸功能障碍，患者气促，大汗淋漓等。

2. **淋巴结** 并发肿瘤的患者，淋巴结可肿大。

3. **皮肤黏膜** 这是体格检查的重点所在。可出现不同程度的皮疹，早期为紫红色充血性皮疹，逐渐转为棕褐色，晚期可出现脱屑、色素沉着和硬结。眶周、口角、颧部、颈部、前胸、肢体外侧、指节伸侧和指甲周围可见红色皮疹和水肿，皮肤损害常累及关节（肘、指及膝）伸侧皮肤，表现为局限性或弥漫性红斑、斑丘疹、脱屑性湿疹及剥脱性皮炎。某些病例表现为一处或多处局限性皮炎，恢复期皮肤可遗留暗红萎缩性色素沉着和扁平的带鳞屑基底，晚期皮肤可出现硬皮病样改变，称硬皮病性皮肌炎。

4. **心脏** 可出现室性房性期前收缩等心律失常，心音减弱等改变。

5. **肺部** 严重病例可出现双肺呼吸音减弱，如果并发有吸入性肺炎，双肺可布满干湿啰音。

6. **关节** 合并有关节炎的患者，可发现关节肿胀，甚至畸形、肌肉挛缩等改变。

7. **神经系统体格检查** 主要阳性体征集中在运动系统的检查中。一般面部的肌肉不受损，可见上肢近端、下肢近端和颈屈肌无力，以及吞咽困难、肌痛或触痛（一般以腓肠肌明显）、肢体远端无力和肌萎缩。腱反射通常不减低，无感觉障碍。

（三）门诊资料分析

1. **血清肌酶** 肌肉中含有多种酶，当肌肉受损时这些酶释放入血液中。因此，对肌酶的检测，不仅有助于 PM/DM 的诊断，而且定期复查是了解病情演变的良好指标。肌酸激酶（CK）是肌炎中相对特异性的酶，有一部分肌酶在疾病初期即可升高，在疾病稳定、临床症状尚未好转时降低，因此对诊断、指导治疗和估计预后具有重要意义。

其中以 CK 对 PM 的诊断及其活动性判断最敏感且特异。血清肌酶的增高常与肌肉病变的消长平行，可作为诊断、病程疗效监测及预后的评价指标。肌酶升高常早于临床表现数周，晚期患者由于肌肉萎缩肌酶不再释放。故慢性 PM 和广泛肌肉萎缩的患者，即使处于活动期，肌酶水平也可正常。

（1）CK：95%的 PM 在其病程中出现 CK 增高，可达正常值的数十倍。CK 有 3 种同工酶，即 MM、MB、BB。CK-MM 大部分来源于横纹肌、小部分来自心肌；CK-MB 主要来源于心肌，极少来源于横纹肌；CK-BB 主要来源于脑和平滑肌。其中 CK-MM 活性占 CK 总活性的 95%~98%。PM 主要是 CK-MM 升高，CK-MB 也可稍增高，多由慢性或再生的肌纤维所释放引起。晚期肌萎缩患者 CK 可以不升高。血清 CK 受下列因素的影响，长期剧烈运动、肌肉外伤或手术、肌电图操作、针刺、心肌梗死、肝炎、脑病及药物影响（吗啡、地西泮、巴比妥可以使 CK 的排出降低），因此 CK 的特异性也有一定的限度。

（2）ALD：小部分 CK 不升高的 PM 其血清 ALD 升高，但其特异性及与疾病活动性的平行性不如 CK。

（3）CAⅢ：为唯一存在于横纹肌的氧化酶，横纹肌病变时升高。对 PM 特异性较好，但临床应用较少。

（4）其他：AST、LDH 因在多种组织中存在，特异性较差，仅作为 PM 诊断的参考。

2. **其他常规检查**　血常规通常无显著变化，可有轻度贫血和白细胞增多，约 1/3 病例有嗜酸性粒细胞增高，ESR 中度升高，血清蛋白量不变或减低，血球蛋白比值下降，白蛋白减少，α_2 和 γ 球蛋白增加。约 1/3 患者 C_4 轻度至中度降低。C_3 偶可减少。部分病例循环免疫复合物增高。多数 PM 患者的血清中肌红蛋白水平增高，且与病程呈平行关系，有时先于肌酸肌酶（CK）升高，也可出现肌红蛋白尿。

（四）进一步检查项目

1. **免疫指标**　由于本病是自身免疫性疾病，故在血清中存在多种抗体，可作为诊断及病情观察的指标。

（1）抗核抗体（ANA）：PM 患者 ANA 的阳性率为 38.5%，DM 为 50%。

（2）抗合成酶抗体，其中抗 Jo-1 抗体（胞质 tRNA 合成酶抗体）阳性率最高，临床应用最多。抗 Jo-1 抗体在 PM 的阳性率为 25%，主要见于 DM，阳性率为 8%~20%。儿童型 DM 及伴恶性肿瘤的 DM 偶见抗 Jo-1 抗体阳性。

（3）抗 SRP 抗体：仅见于不到 5% 的 PM，其阳性者多起病急、病情重，伴有心悸，男性多见，对治疗反应差。

（4）抗 Mi-2 抗体为 PM 的特异性抗体。

（5）其他抗核抗体：多出现在与其他结缔组织病重叠的患者。抗 Ku、抗 PM-Scl 抗体见于与系统性硬化重叠患者。抗 RNP 抗体为混合性结缔组织病中常见抗体，抗 SSA、抗 SSB 抗体多见于与干燥综合征重叠的患者。抗 PM-1/PM-Scl 抗体：抗原为核仁蛋白，阳性率为 8%~12%，可见于与硬皮病重叠的病例。抗 PL-7 抗体，即抗苏酰 tRNA 合成酶抗体，PM 患者中阳性率为 3%~4%。抗 PL-12 抗体：即抗丙氨酰 tRNA 合成酶抗体，阳性率为 3%。

2. **肌电图**（EMG）　肌电图检查是一种常用的肌肉病变检查方法，它通过对骨骼肌活动时的电生理变化分析，从而断定肌肉运动障碍的原因、性质及程度，以协助诊断、判定预后。对早期表现为肌无力，而无明显肌萎缩者，肌电图检查可以做到早期发现。PM 和 DM 的异常 EMG 表现为出现纤颤电位、正锐波，运动单位时限缩短、波幅减小，短棘多相波增加，重收缩波型异常和峰值降低，但以自发电位和运动单位电位时限缩短为最重要。自发性电活动出现，提示膜的应激性增加，神经接头的变性或不稳定，或是由于肌肉节段性坏死分离终板和肌肉导致继发性失神经电位，也可能是肌纤维的变性和间质炎症所造成的电解质浓度改变，使肌纤维的兴奋性升高的结果。肌电图自发电位的出现与 PM 和 DM 患者疾病时期有关。自发电位出现量多表示病变处于活动期，自发电位出现量少则表示病变处于恢复过程或在缓慢进展中或肌肉显著纤维化等。活动期与稳定期比较，运动单位时限缩短、波幅降低和病理干扰相的出现率没有明显差异，说明运动单位时限缩短、波幅降低和病理干扰相与 PM 和 DM 疾病分期没有直接关系。在多发性肌炎的发展过程中除了由于肌肉坏死变性而使一个运动单位异步化所形成的多相波外，还有肌肉的坏变引起的肌纤维失神经的影响，在修复过程中又有芽生所造成的时限长的多相波。这些现象会在疾病的不同时期存在，它反映了疾病的不同时期神经、肌肉所处的功能状态。部分患者出现神经元损害的表现，并不代表有原发性神经源性病变，可能肌膜易激惹性增高所致，也可能是由于肌肉内神经小分支的受累或者肌纤维节段性坏死而导致部分正常的运动终板隔离而出现失神经性的改变。肌电图检查是诊断 PM/DM 的重要手段，选择合适的肌肉进行检查以获得较高的 EMG 阳性率。

3. **病理检查** 皮肤和肌肉活检是诊断此病的关键，光镜下可见 PM 的病理表现为：肌纤维膜有炎细胞浸润，且有特异性的退行性表现；DM 特征性的病理表现为：肌束周围萎缩和微小血管改变。有人认为，肌束周围萎缩是诊断 DM 的主要表现。肌束周围萎缩即肌束周边区肌纤维处于同一程度的萎缩，束周萎缩区包括变性坏死纤维、再生纤维和萎缩纤维。可能是由于一些损伤因素的持续存在造成了束周区肌纤维的反复坏死和不完全再生所致。电镜下的超微结构主要表现为：激活的淋巴细胞浸润，肌丝坏死溶解，吞噬现象，肌纤维内线粒体、糖原颗粒、脂滴明显增多。PM 的毛细血管改变轻微，而 DM 毛细血管改变较明显，主要有微血管网状结构病变、内皮细胞质膜消失、胞质内异常细胞器等。

4. **影像学检查——核磁共振（MRI）** 作为一种非创伤性技术，MRI 已用于许多神经肌肉疾病的诊断，国内研究 PM/DM 的 MRI 的表现为在常规自旋回波序列上，受累肌肉在 T_2WI 上呈片状或斑片状高信号。T_1WI 上呈等信号。提示肌肉的炎性水肿样改变。同时还发现 DM 的异常多发生在股四头肌，肌肉的 MRI 表现与肌肉的力弱，肌酶的升高，EMG 的表现，病理表现无必然相关性。

5. **^{31}P 磁共振波谱分析** ^{31}P 磁共振波谱分析（^{31}PMPS）技术是唯一可测定人体化学物质——无机磷（Pi）、三磷酸腺苷（ATP）、磷酸肌酸（Pcr）的非创伤性技术。Pi 和 Pcr 的比值是检测肌肉生化状态和能量储备的有效指标。Pi 和 Pcr 的升高常提示肌组织产生和利用高能磷酸化合物障碍。Park 等用该技术测得肌肉感染的患者发现，休息状态下 ATP、Pi、Pcr 均低于正常人。而运动时更低，而 ADP 增高。说明其与肌肉力弱程度和疲劳程度相关，本技术对肌肉力弱，而对肌酶正常的患者有重要意义。肌肉的 MRI 和 ^{31}PMRS 技术应用于临床诊断，对确定活检部位、观察病情演变及指导临床用药有重要意义。

三、诊断对策

（一）诊断要点

Bohan 和 Peter 提出的诊断标准：①对称的四肢近端肌无力，面肌和颈肌均可累及。②血清肌酶升高。③肌电图提示为肌源性损害。④肌活检提示肌纤维变性、坏死和再生，间质内炎性细胞浸润。⑤典型的皮疹。具备上述 1~4 项者可确诊 PM；具备上述 1~4 项中的 3 项可能为 PM；只具备 2 项为疑诊 PM。具备第 5 条，再加上 3 项或 4 项可确诊为 DM；第 5 条加上 2 项可能为 DM；第 5 条加上 1 条，为可疑 DM。应注意有否并发其他结缔组织病的可能。对 40 岁以上的男性患者，需除外恶性肿瘤的可能。

血清酶是一种较客观、敏感的指标，它能较准确地反映出肌肉病变的程度，是诊断 PM 和 DM 较重要的化验指标。大多数活动期 PM 和 DM 患者 CK 明显增高，治疗后在疾病开始稳定、临床症状尚未好转时，稳定期 PM 和 DM 患者 CK 明显降低，CK-MB、AST、LDH、HBDH 均与 CK 有一致性，但升高幅度和动态变化均不及 CK 明显，说明 CK 的升高是 PM/DM 中最常见且是所有血清酶中最敏感的指标，可以作为监测疾病活动性的一个指标，CK 的检测对诊断、指导治疗和估计预后具有重要意义。

（二）鉴别诊断要点

1. **进行性肌营养不良症** 此病患者学龄前起病，表现为近端肌无力，病程较缓，有家族史，既往无结缔组织病史，血清 CK 增高明显，肌电图提示肌源性受损，肌活检发现抗肌萎缩蛋白缺如，皮质类固醇治疗后可使患者的血清肌酶下降，但病情改善不明显。

2. **慢性吉兰-巴雷综合征** 患者表现为四肢乏力，以远端为主，可伴有末梢型浅感觉障碍，肌电图提示周围神经受损，脑脊液提示蛋白细胞分离现象，患者无肌肉酸痛，血清肌酶不高等可与多发性肌炎鉴别。

3. **重症肌无力** 患者表现为四肢无力，眼肌麻痹很常见，受累肌肉呈无力或病态疲劳，症状常局限于某组肌肉，肌群重复或持续运动后肌力减弱，呈晨轻暮重规律性波动，活动后症状加重，休息后不同程度缓解。肌疲劳试验（Joily 试验），新斯的明和依酚氯铵试验阳性，血清 AchR-Ab 测定，肌电图等可确诊。

4. **线粒体肌病** 属于遗传性疾病，患者以轻度活动后的肌肉病态疲劳为主要临床表现，休息可缓解。血清肌酶可增高，血乳酸和丙酮酸值增高。鉴别有困难者可分析运动前后乳酸与丙酮酸的浓度，运动前乳酸，丙酮酸浓度高于正常值，或运动后 5 分钟以上不能恢复正常水平为异常。肌肉活检可见破碎红纤维为其特征性改变，运用分子生物学方法检测线粒体 DNA 是确诊本病的金标准。

5. **脂质沉积性肌病** 为常染色体隐性遗传，有家族史，是由于遗传因素致卡尼汀或卡尼汀棕榈转移酶缺乏引起肌纤维内脂肪代谢障碍，致使肌细胞内脂肪堆积而引起的肌病。临床表现与多发性肌炎相似，确诊主要根据肌肉病理和生化测定。肌肉活检的重要依据就是脂肪染色阳性，脂滴聚集以 I 型纤维为重，但需要鉴别线粒体肌病和炎性肌病中肌纤维增多的问题。陈琳等认为，与原发性脂质沉积性肌病相比，肌炎患者肌纤维内脂滴增多的程度比较轻，或为散在单根纤维内脂滴堆积，或为普遍轻度到中度增多。

6. **糖原贮积病** 是一种遗传性疾病，由于糖酵解的关键酶突变引起糖原的合成与分解障碍，大量异常或正常的糖原累积在肝脏、心脏与肌肉而引起多种临床表现。临床主要表现为肌无力运动后肌肉酸痛和痉挛，又是伴有腓肠肌肥大，易误诊为多发性肌炎。确诊主要依靠糖原代谢酶的生化检查和肌肉活检。活检提示主要以空泡纤维为主，PAS 染色阳性，多累及 I 型纤维，纤维坏死再生及淋巴细胞浸润少见，电镜下可见大量糖原沉积。与多发性肌炎的肌纤维坏死和炎症细胞浸润不同。

7. **甲状腺功能减退性肌病** 最早对甲低性肌肉病的报道见于 1880 年，之后陆续有相关报道。该病主要表现为不同程度的近端肌无力，肌痉挛，肌痛，肌肥大，反射延迟等。同时可以有甲状腺功能减退的表现，如黏液水肿，怕冷，行动迟缓，反应迟钝，心率减慢，腹胀厌食，大便秘结。但是甲状腺功能减退所致的全身性症状不能作为甲低性肌肉病的主要诊断依据，因为有的甲低患者并无明显的系统性症状，而以肌肉的症状为主。肌肉活检可见肌纤维形态和大小的改变，以及肌细胞坏死，中心核沉积，炎细胞浸润，核心样结构，Ⅰ型、Ⅱ型肌纤维的萎缩或肥大等。这些改变与多发性肌炎有很多相似之处，甲状腺功能的实验室检查及甲状腺素替代治疗有效（骨骼肌症状缓解，血清学指标恢复正常或趋于正常等）可予以鉴别。

（三）临床类型

（1）Walton 和 Adams 最早指出，多发性肌炎和皮肌炎可表现为多种形式，根据患者的病因范围，年龄分布及伴发的疾病，可分为 5 型。

1）Ⅰ型：单纯多性肌炎，炎症病变局限于横纹肌。

2）Ⅱ型：单纯皮肌炎，单纯多发性肌炎并发皮肤受累。

3）Ⅲ型：儿童多发性肌炎或皮肌炎。

儿童型 DM 和儿童型 PM：儿童型临床特征与成人 DM/PM 类似，均可表现对称性近端肌无力、肌痛，血清肌酶增高，肌电图呈肌源性损害，但儿童型也有其自身的特点，如肌萎缩、胃肠道受累、钙质沉着等较常见，而并发恶性肿瘤者少见。另外，大部分患儿有发热，对称性大、小关节炎，腓肠肌疼痛，除皮疹与成人型相同外，还可有单纯性眼睑红斑；30%~70% 患者出肌肉钙化，多见于肘、臀部的浅筋膜内；可伴有关节挛缩。儿童型的肌组织与成人基本相同，但最典型的改变是在病程的早期出现微血管病变或血管炎症，且其后可发展成为钙化灶。儿童型 PM 也具有自身的特征和转归：学龄儿童发病，呼吸道感染后出现肌肉症状，腓肠肌疼痛，步态异常，后逐渐波及大腿，伴肌肉肿胀。CK 升高，对激素反应较好，预后比成人好，大部分患者在 1~5 天，少数在 4~7 周内完全恢复，本型因其症状轻易被忽视。

4）Ⅳ型：多发性肌炎（或皮肌炎）重叠综合征，约 1/3 的 PM 或 DM 并发 SLE、RA、风湿热、硬皮病、Sjogren 综合征或几种病变构成的混合性结缔组织病等。重叠综合征的发病率不清，据报道仅 8% 的 SLE 病例伴真正的坏死性炎症性肌病，硬皮病、风湿性关节炎等，接受 D-青霉胺治疗的风湿性关节炎患者 PM 和 DM 的发病率增加。重叠综合征肌无力和肌萎缩不能单用肌肉病变解释，因关节炎引起疼痛可限制肢体活动，导致失用性肌萎缩。有些结缔组织病可伴发肌炎或多年后出现肌炎，疾病早期仅有肌肉不适、酸痛及疼痛，诊断有时依靠血清肌酶、EMG 及肌肉活检。PM 或 DM 可与风湿性关节炎、风湿热、系统性红斑狼疮、硬皮病及其他混合性结缔组织病并存。

5）Ⅴ型：伴发恶性肿瘤的多发性肌炎或皮肌炎。1916 年 Stertz 首次报道了 PM/DM 与恶性肿瘤的相关性，并存率为 5%~25%，大部分出现在 DM，小部分在 PM，其后不断有相关文献报道，但各报道之间恶性肿瘤的发生率（13%~42.8%）以及肿瘤分型差别较大。目前认为男性患者肿瘤综合征与肺癌和结肠癌、前列腺癌的关系最密切，女性患者与乳腺癌和卵巢癌关系密切。肿瘤可发生在所有的器官，但此型患者肌肉和皮肤均未见肿瘤细胞。约半数患者 PM 或 DM 症状先于恶性病变有时早 1~2 年或更多年。40 岁以上发生者尤其要高度警惕潜在的恶性肿瘤可能，应积极寻找病灶，定期随访，有时需数月至数年才能发现病灶。PM 或 DM 伴发症的发生率和病死率通常取决于潜在恶性肿瘤的性质及对治疗的反应，有时肿瘤切除可避免发生肌炎。PM/DM 易并发恶性肿瘤，且恶性肿瘤的发生可出现在 PM/DM 的任何时期。因此对于年龄较大（40 岁以上）的 PM/DM 患者应提高警惕，尤其是对于男性、并发系统损害、肿瘤血清学检测阳性的患者，应积极寻找肿瘤的证据，以避免延误病情。

（2）以上分类标准对本病的诊断、治疗和预后有一定的指导作用，但由于患者起病方式、临床表现、实验室检查等方面变化很大，这些方法区分的各类型肌炎患者在临床、实验室、遗传学方面的差别不显著。而肌炎特异性抗体（MSAs）与某些临床表现密切相关，有更好的分类作用。以 MSAs 来区分 PM/DM，按阳性率高低主要分为三大类：抗合成酶抗体，以抗 Jo-1 抗体为主，临床表现为抗合成酶综合征，预后中等。抗 SRP 抗体易发生心肌受累，对免疫抑制剂反应差，有很高的病死率，预后差。抗 Mi-2 抗体主要见于 DM 对免疫抑制剂有很好的反应，一般预后良好。不同的 MSAs 分别与各自的临床类型相联系，对预后有判断价值。

其中抗 Jo-1 抗体阳性者常有特征性临床表现：间质性肺病、关节炎、雷诺现象、技工手等，合称为抗 Jo-1 抗体综合征。由于其临床表现多样化，容易延误诊治。其中以间质性肺炎为首发症状者最多见。由于在整个病程中以间质性肺炎为主要表现，且可出现在肌炎之前，临床甚至无肌炎表现，常被诊为"特发性肺间质病变""肺感染""类风湿性关节炎"，因此，联合检测抗 Jo-1 抗体、肌酶及免疫学指标有利于诊断。患者在间质性肺炎的基础上，加之呼吸肌无力易致分泌物潴留和肺换气不足，吞咽困难增加了吸入性肺炎机会，激素、免疫抑制剂的应用也增加感染的机会，故抗 Jo-1 抗体阳性的PM/DM患者易发生肺部感染，也是主要的死亡原因之一。

四、治疗对策

（一）治疗原则

抑制免疫反应，改善临床症状，治疗原发病。

（二）治疗计划

1. **一般治疗** 急性期卧床休息，病情活动期可适当进行肢体被动运动和体疗，有助于预防肢体挛缩，每天 2 次，症状控制后的恢复期可酌情进行主动运动，还可采用按摩、推拿、水疗和透热疗法等，予高热量、高蛋白饮食，避免感染。

2. **皮质类固醇** 是PM 和DM 的一线治疗药物，泼尼松用于成人剂量为 $0.5\sim1.0$ mg/（kg·d），用于儿童剂量为 $1\sim2$ mg/（kg·d）。多数患者于治疗 $6\sim12$ 周肌酶下降，接近正常，待肌力明显恢复、肌酶趋于正常 $4\sim8$ 周开始缓慢减量（一般 1 年左右），减量至维持量 $5\sim10$ mg/d后继续用药 2 年以上；对病情发展迅速或有呼吸肌无力、呼吸困难、吞咽困难者，可选用甲泼尼龙，成人 $0.5\sim1.0$ g/d，儿童 30 mg/（kg·d），静脉冲击治疗，连用 3 天，之后改为 60 mg/d 口服，根据症状及肌酶水平逐渐减量。在服用激素过程中应密切观察感染情况，必要时加用抗感染药物。激素使用疗程要足，减量要慢，可根据肌力情况和 CK 的变化来调整剂量，治疗有效者 CK 先降低，然后肌力改善，无效者 CK 继续升高。

应注意长期应用皮质类固醇减量停药后的不良反应和防治。①反跳现象：皮质类固醇减量乃至停药过程中出现原有疾病加重。防止或减轻"反跳现象"的方法为"下台阶"阶梯减量法，逐渐撤减皮质类固醇。②虚弱征群：长期、连续服用皮质类固醇而停用后会出现乏力、食欲缺乏、情绪消沉，甚至发热、呕吐、关节肌肉酸痛等。患者对皮质类固醇产生依赖性，对停用有恐惧感。主观感觉周身不适和疾病复发。此时须鉴别确实是"疾病复发"还是"虚弱征群"。防治方法为在疾病处于稳定期后或在停用前隔天服用皮质类固醇，以减少对垂体的抑制。③应激危象：长期用皮质类固醇后 HPA 轴功能被抑制，停用后该轴功能需要 9~12 个月或更长时间恢复。因此，各种应激状态时均应加大皮质类固醇用量，已停用者可再次应用。

3. 硫唑嘌呤（AZA） 除激素外，硫唑嘌呤是临床上治疗自身免疫性疾病使用最悠久的药物。AZA 的活性产物 6-MP，能抑制嘌呤生物合成而抑制 DNA、RNA 及蛋白合成。对细胞和体液免疫均有明显的抑制作用，但并不干扰细胞吞噬和干扰素的产生，为一种非特异性的细胞毒药物。对激素治疗无效或不能耐受的患者，可予口服硫唑嘌呤 2~3 mg/（kg·d），初始剂量 25~50 mg/d，渐增加至 150 mg/d，待病情控制后逐渐减量，维持量为 25~50 mg/d。无类固醇激素不良反应，适于需长期应用免疫抑制剂的患者。

在人类，AZA 不良反应的发生率为 15%。主要不良反应为骨髓抑制，增加感染机会，肝脏毒性，脱发，胃肠道毒性，胰腺炎，以及具有诱发肿瘤危险。①骨髓抑制：最常见为剂量依赖性，常发生在治疗后的 7~14 天。表现为白细胞减少、血小板减少导致凝血时间延长而引起出血和巨幼红细胞性贫血。AZA 所致造血系统损害是可逆性的，及时减量或停用，大部分患者造血功能可恢复正常。②肝脏毒性：主要表现为黄疸。实验室检查异常，血清碱性磷酸酶，胆红素增高，和/或血清转氨酶升高。罕见的但严重危及生命的肝毒性为静脉闭塞性病。③胃肠道毒性：主要发生在接受大剂量 AZA 患者，表现为恶心呕吐，食欲减退和腹泻。分次服用和/或餐后服药可减轻胃肠道不良反应。呕吐伴腹痛也可发生在少见的过敏性胰腺炎。其他包括口腔、食管黏膜溃疡及脂肪泻。④致癌性和致畸性：对人类具有致癌性已经被公认。AZA 能致膀胱肿瘤和白血病。关于对人类的致畸性尚未见报道，但对动物（大鼠、小鼠、兔子、仓鼠）的致畸性已经得到证实（四肢、眼、手指、骨骼、中枢神经系统）。⑤过敏：不可预知，罕见并具有潜在致命危险的不良反应是超敏反应，AZA 药物过敏反应表现多样，可从单一的皮疹到过敏性休克（发热，低血压和少尿）。胃肠道过敏反应的特点为严重恶心呕吐。这一反应也可以同时伴发腹泻、皮疹、发热、不适、肌痛、转氯酶增高，以及偶尔发生低血压。⑥增加感染机会。

AZA 为一种毒性药物，应该在严密监护下合理使用。AZA 与其他免疫抑制药物合用将明显增加其毒性作用，应注意监测外周血细胞计数和肝脏功能。

4. 氨甲蝶呤（MTX） MTX 剂量由 5 mg 开始，每周增加 5~25 mg，每周 1 次静脉注射，口服时由 5~7.5 mg 起始，每周增加 2.5~25 mg，至每周总量 20~30 mg 为止，待病情稳定后渐减量，维持治疗数月或数年。儿童剂量为 1 mg/kg。氨甲蝶呤 可与小剂量泼尼松（15~20 mg/d）合用，一般主张开始从小剂量泼尼松治疗时就与一种免疫抑制剂合用，DM 并发全身性血管炎或间质性肺炎时须采用此方案。

5. 环磷酰胺（CTX） 对 MTX 不能耐受或不满意者可选用，50~100 mg/d 口服，静脉注射重症者可 0.8~1.0 g 静脉冲击治疗。用药期间应注意白细胞减少、肝肾功能及胃肠道反应。

6. 环孢素 A（CsA） 环孢素 2.5~5.0 mg/（kg·d），使血液浓度维持在 200~300 ng/mL，可能对 DM 患者更有益。主要不良反应为肾功能异常，震颤，多毛症，高血压，高脂血症，牙龈增生。尽管其肾脏毒性是有限的，但为必须调整或停药的指征。①牙龈增生：常见的不良反应，常发生在使用后的第 1 个月，服用 CsA 后 3 个月内就会出现明显牙龈增生。15 岁以下儿童更常见。钙离子通道阻滞剂硝苯地平（心痛定）能够加剧 CsA 所致的牙龈增生。②肾脏毒性：CsA 所致肾毒性为最常见但同时也是最严重的不良反应。表现为 BUN 和 Scr 升高。临床上也可表现为水潴留，水肿，但常常不易被察觉。其肾毒性与药物剂量相关且停药或减量后可恢复正常。血浆浓度>250 ng/mL 肾毒性明显增加。CsA 的肾毒性分急性和慢性肾性两种。急性肾脏毒性发生在用药的开始 7 天内；亚急性毒性 7~60 天，CsA 的慢性毒性出现在 30 天以后。表现为不可逆肾脏功能异常。其临床特征为进行性的肾功能减退，影响患者的长期存活。一旦发生无有效的治疗方法。③肝脏毒性：发生在用药的第 1 个月并与药物剂量呈正相关。表现为肝功能异常（GOT，GPT，$\gamma_2 GT$ 增高）以及血胆红素增高。肝脏毒性可在 CsA 减量或停药后逆转。④对水、电解质的影响：高钾血症（常伴高氯性代谢性酸中毒），低镁血症以及碳酸氢盐浓度下降。高尿血症也较常见，尤其是同时给予利尿剂治疗时更易发生而可能导致痛风。⑤神经系统不良反应：震颤，手掌烧灼感，跖肌感觉异常，头痛，感觉异常，抑郁和嗜睡，视觉障碍（包括视神经盘水肿、幻视）等。偶尔发生抽搐或癫痫发作等不良反应。有报道，CsA 与大剂量甲基泼尼松龙同时使用，可发生抽搐或癫痫发作。中毒剂量表现醉酒感，手足感觉过敏和头痛等。⑥胃肠道不良反应：腹泻，恶心呕吐，食欲减退和腹部不适等常见。其次可发生胃炎，打嗝和消化性溃疡。也有报道可出现便秘，吞咽困难和上消化道出血。⑦皮肤：多毛症（分布于脸、上肢和背部）。⑧内分泌不良反应：高血糖，催乳素增高，睾酮下降，以及男子女性化乳房，糖尿病等 CsA 能增加早产发生率，CsA 能通过胎盘并可分泌入乳汁。至今尚未见有关正在哺乳的妇女使用该药的报道。⑨其他：如肌病，可逆性肌损害伴肌电图异常。

CsA 肾毒性的防治：①严格注意用药适应证和禁忌证，肝肾功能异常或肾组织病理检查有明显小管间质病变者慎用或禁用。②选择合适剂量，疗程并监测血药浓度调整用量。剂量一般每天 4~6 mg/kg，分 12 小时口服给药，3 天后以血药浓度调整 CsA 剂量，总疗程一般不超过 2 年（足量 6~9 个月后开始减量）。③严密监测临床不良反应，血压，肝肾功能，如 BUN、Scr、血清胆红素、电解质（尤其是钾和镁）。监测尿酶，微量蛋白等。④中药，冬虫夏草、丹参、人参总皂苷和粉防己碱对 CsA 引起的急性肾毒性有保护作用。

7. 免疫球蛋白 对 PM 的治疗有益，0.4 g/（kg·d），静脉滴注，连用5 天,每月 1 次，根据病情可适用数月。可减少免疫抑制剂的用量，但缺乏临床对照试验证实。血浆置换疗法可在免疫抑制剂无效时采用，去除血液中细胞因子和循环抗体，改善症状。

8. 全身放疗或淋巴结照射 抑制 T 细胞免疫活性，对药物治疗无效的难治性 PM 病例可能有效，不良反应较大。

9. 支持疗法和对症治疗 包括注意休息、高蛋白及高纤维素饮食、适当体育锻炼和理疗等。重症卧床患者肢体可被动活动，以防关节挛缩及失用性肌萎缩，恢复期患者应加强康复治疗。

10. 中西医结合治疗 雷公藤兼有免疫抑制及糖皮质激素二者的作用特点，故可应用。某些中药替代激素治疗或联合使用时，可减少激素用量，从而降低其不良反应。雷公藤为卫茅科雷公藤属长年生藤本植物，具有清热解毒、消肿、消积、杀虫、止血等功效。是迄今为止免疫抑制作用最可靠的中药之一。因其不良反应较大，又有断肠草之称。目前临床上雷公藤有多种剂型，如汤剂、糖浆剂、颗粒剂、片剂、流浸膏剂、酊剂、擦剂、软膏剂等。

雷公藤多甙片为临床最常用的剂型，对免疫系统呈双向调节作用。在体外低浓度时促进 T 细胞和 B 细胞增殖，高浓度时则呈抑制作用；在体内，低浓度时促进 B 细胞功能，但对 T 细胞功能无明显影响；高浓度则对 T 细胞和 B 细胞功能均有抑制作用。对 NK 细胞的作用也是如此。

其不良反应包括生殖系统毒性，肝脏损害、粒细胞减少和肾脏损害等，长期应用可导致肾间质纤维化，其中较为突出的是对生殖系统的影响。①生殖系统：对生殖系统有明显影响，不仅影响女性卵巢功能，也影响男性睾丸精子发育。因此，此药疗程不宜过长，一般用药疗程小于6个月，长期使用也可能引起生殖器官的难逆性损害。一般停药后，生殖系统功能有望恢复。②血液系统和骨髓抑制作用：白细胞及血小板减少，严重者可发生粒细胞缺乏、贫血和再生障碍性贫血。多在用药后1周出现，常同时伴有腹泻，停用本品后常于1周后可逐渐恢复正常。③肝肾功能的不良反应：本品可出现肝脏酶谱升高和肾肌酐清除率下降，这种作用一般是可逆的，但也有严重者发生急性肾功能衰竭而导致死亡。④皮肤黏膜改变：可达40%，表现皮肤色素沉着、皮疹、口腔溃疡、痤疮、指甲变软、皮肤瘙痒等。⑤其他不良反应：可致胃肠道反应，纵隔淋巴瘤，不宁腿综合征，听力减退，复视等。

为了减少雷公藤多甙的不良反应，在临床用药过程中要严格掌握适应证和禁忌证，防止滥用本品，青春期儿童慎用，肝、肾功能异常及造血功能低下者慎用。掌握好用药剂量和疗程：不超过每天1 mg/kg，最大不超过30 mg/d，疗程一般不超过6个月。对生殖系统不良反应的防止：青春发育期慎用。对哺乳期妇女，雷公藤能通过乳汁影响婴儿，此阶段应禁止使用。控制用药剂量，适量联合用药，可提高疗效，减少不良反应。可与CsA等药物联用，增加药物疗效，降低用药剂量，减轻单独用药的不良反应。在疾病的活动期，不宜单独使用雷公藤制剂。用药期间严密监测血常规，肝肾功能等。出现不良反应立即停药，并积极对症处理以达到安全、有效、合理的应用。

（三）治疗方案的选择

1. 本病的治疗通常联合应用免疫抑制剂和细胞毒性药物 一般说来，对激素反应好的PM、DM，应选择激素+细胞毒性药物治疗；对激素抵抗的PM、DM，应选择细胞毒性药物IVIG治疗；对激素依赖的PM、DM，应选择细胞毒性药物；对激素、细胞毒性药物均抵抗的DM、PM，应选用甲基泼尼松龙+细胞毒性药物，如MTX+CSA、IVIG治疗。陈洁等认为在免疫抑制剂的使用中，MTX的疗效优于CTX和硫唑嘌呤，故以MTX为首选。

难治性PM、DM可首选IVIG、激素+CSA、CSA+IVIG，儿童型DM选用甲基泼尼松龙，并发肺间质病变时选用环磷酰胺，皮炎治疗选用羟基氯喹、MTX、IVIG，钙盐沉着时加用阿仑磷酸钠、丙磺舒。激素、细胞毒性药物及丙种球蛋白推荐逐级、逐步经验治疗，前二者可一开始即联合应用。

2. 部分难治性PM/DM的治疗 现有许多研究者采用静脉注入大量人体免疫球蛋白（IVIG）进行治疗，其机制是抑制B细胞产生有交叉反应基因型的自身抗体，抑制T细胞介导的细胞毒作用，对有血管病变的DM患者可改善血管壁病变。静脉注射IVIG的剂量为0.4 g/kg，连用5天后，可每月应用1次，Dalakas等研究认为，应用大剂量的IVIG 1 g/kg，连续2天，每月1次，使用4~6个月，可使难治性PM/DM获得明显的疗效。免疫抑制剂无效时，也有学者提出使用血浆交换及白细胞去除方法，去除血液中的细胞因子和循环抗体，是治疗难治性PM/DM的有效方法。对于难治性或危及生命的PM/DM患者，有学者提出使用全身放疗（TBI）。其作用机制是通过抑制周围淋巴细胞数量，从而影响其功能，Hengstman等应用抗肿瘤坏死因子α的单克隆抗体治疗PM/DM患者，取得了较好的疗效，认为是一种安全起效快的治疗方法。但这一方面只处于初步研究阶段，尚缺大样本的病例研究。

五、病程观察及处理

（一）病情观察要点

（1）注意生命体征，特别是呼吸功能，必要时予呼吸机辅助呼吸。

（2）四肢的肌力和肌张力情况，注意腱反射等的改变。

（3）心脏的功能，有否颈静脉怒张，下肢水肿等情况。

（4）监测药物的不良反应，类固醇皮质激素引起的高血压、血糖增高等，细胞毒性药物引起的骨髓抑制等。

（5）定期复查血常规，肝肾功能等。

（6）对于进行血浆置换的患者，需观察其血压、神志等情况，注意低钾、低钙、过敏等并发症。

（二）疗效判断与处理

治疗的理想标准应该是主要临床症状肌肉力弱及皮疹消失，CK 水平恢复正常，激素完全撤除。但不是每个患者都能达到这一标准，因此需要一个现实的实际标准，即临床症状明显减轻，使用最小的激素维持量，CK 正常或下降，皮疹减轻。但有时临床症状减轻与 CK 下降不平行，或力弱有恢复而皮疹不减轻，因此如何确定治疗标准以评定疗效和正确选择治疗还需要进一步研究，是否不以临床改善作为主要判断，是否监测 CK 变化而不以 CK 正常作为治疗标准，是否不以皮疹消失作为用药标准。

六、预后评估

PM 和 DM 一般预后尚好，伴恶性肿瘤例外。成人及儿童的病程明显不同，大多数病例经皮质类固醇治疗后症状改善，也有许多患者遗留不同程度的肩部、臀部肌无力。20%的患者完全恢复，20%长期不复发。急性或亚急性 PM 起病即开始治疗预后最好，并发恶性肿瘤者用皮质类固醇治疗可减轻肌无力和降低血清酶水平，但数月后可复发，继续用药无效，如成功切除肿瘤可不再复发。发病数年后病死率约15%，儿童型 DM、PM 并发结缔组织病及恶性肿瘤病死率高。由于本病并发恶性肿瘤概率为9%～52%。对于中、老年患者，应每3～6个月随访1次，详细地检查有无肿瘤伴发。

七、出院随诊

患者出院后每2周复诊1次，出院以带口服药为主，注意肝肾功能、血常规等。出院后要注意休息，避免劳累，预防感冒，避免参加剧烈体育活动。

（张观议　唐亚奇）

参考文献

[1] 黄勇华，石文磊. 脑小血管病 [M]. 北京：人民卫生出版社，2018.

[2] 饶明俐. 脑血管疾病影像诊断 [M]. 北京：人民卫生出版社，2018.

[3] 冷冰. 神经系统血管性疾病DSA诊断学 [M]. 北京：人民卫生出版社，2012.

[4] 丁新生. 神经系统疾病诊断与治疗 [M]. 北京：人民卫生出版社，2018.

[5] 曲鑫，王春亭，周建新. 神经重症医学 [M]. 北京：人民卫生出版社，2018.

[6] 曾昭龙，陈文明. 神经内科常见疾病诊断与治疗 [M]. 郑州：河南科学技术出版社，2018.

[7] 王拥军. 神经病学新进展 [M]. 北京：人民卫生出版社，2018.

[8] 王强. 神经内科疾病临床诊治与进展 [M]. 北京：中国纺织出版社有限公司，2020.

[9] 庞啸虎，包华，李艾帆. 神经内科疾病临床诊治 [M]. 南昌：江西科学技术出版社，2021.

[10] 蒋小玲. 神经内科疾病诊疗与处方手册 [M]. 北京：化学工业出版社，2018.

[11] 王维治，王化冰. 临床神经病学 [M]. 北京：人民卫生出版社，2021.

[12] 李金元. 神经重症监护学精要 [M]. 北京：中国科学技术出版社，2021.

[13] 梁名吉. 神经内科急危重症 [M]. 北京：中国协和医科大学出版社，2018.

[14] 吕佩源. 血管性认知障碍 [M]. 北京：人民卫生出版社，2018.

[15] Stephen L. Hauser. 哈里森神经内科学 [M]. 王拥军，译. 北京：科学出版社，2012.

[16] 胡晓丽，秦霞，杨波，等. 神经内科疾病诊断与临床 [M]. 北京：科学出版社，2018.

[17] 保罗·W. 布拉兹斯. 临床神经病学定位 [M]. 王维治，王化冰，译. 北京：人民卫生出版社，2012.

[18] 王璇，胡兰，陈峰，等. 神经内科诊断与治疗学 [M]. 西安：西安交通大学出版社，2018.

[19] 高志国，张玉伟，李永豪. 三叉神经痛临床诊断与治疗 [M]. 北京：化学工业出版社，2015.

[20] 朱丹. 癫痫的诊断与治疗·临床实践与思考 [M]. 北京：人民卫生出版社，2017.